「アメリカ小麦戦略」と日本人の食生活【新版】

鈴木猛夫 著

〈新版序〉江崎道朗

藤原書店

新版に寄せて――日本の食生活と食糧政策を考え直すために

評論家　江崎道朗

《戦後日本人の食生活が急速に欧米化した裏にはアメリカの存在があった》

この一文はかなり衝撃的だ。

そして、「ああ、やっぱりそうだったのか」という思いを抱いた。

なにしろ先の大戦の敗戦後、日本はアメリカを中心とするＧＨＱ（連合国軍最高司令官総司令部）の支配下に置かれ、さまざまな改革を強いられた。民主化の名のもと陸海軍は廃止され、憲法、教育基本法なども改正を余儀なくされた。変更を余儀なくされたのは政治制度だけではない。日本人の生活スタイルもアメリカに大きく影響を受けてきた。

本書、つまり『「アメリカ小麦戦略」と日本人の食生活』の著者、鈴木猛夫氏はこう続ける。

《農業大国でもあるアメリカは昭和二十年代、小麦、トウモロコシ、大豆等の農産物の過剰生産、在庫が深刻化し国家財政を圧迫していた。政府が借りる倉庫代だけでも一日二億円。一部は路上に野積みしてシートをかけて保管という状況で一刻も早く農産物の滞貨をさばく必要に迫られていた。その膨大な余剰農産物のはけ口として標的にされたのが日本であった。戦前までのご飯に味噌汁、漬物という伝統的な食生活に代わって、パンに牛乳、肉類、油料理という欧米型食生活を日本で普及させる活動を密かに行なった。それが成功すればアメリカ産農産物はすんなりと日本で消費されると見込んだのである。》(『機』二〇〇三年二月号)

大正生まれの祖父母たちの食事は味噌汁と漬物が基本だったが、昭和一桁生まれ以降の父母たちの世代は、アメリカのハリウッド映画の影響などもあって、「パンと肉類、油料理」こそカッコイイ食生活であるかのように見なすようになっていた。

その影響か、昭和三十七年生まれの私もまた、ハンバーグなどの洋食こそがご馳走であるかのように思い込んできた。だがそれは、世界の大国アメリカのライフスタイルへの憧れからだけではなく、アメリカ政府の周到な国家戦略に基づくものであったとして、鈴木氏はこう続ける。

《食糧難時代を過ぎコメ増産が軌道に乗り始めた昭和三十年代、アメリカは余剰農産物輸出促進法案(PL四八〇)を成立させ、本格的に日本に対する農産物輸出作戦に乗り出し、パン食普及作戦等々を広範囲に展開した。主食がパンになれば、おかずは味噌汁、漬物というわけにはいかず、おのずと牛乳、畜産物、油料理という欧米型になる。その食材の供給元はアメリカであり、それを念頭においた作戦だった。パンの原料である強力小麦は日本ではほとんど産出できず、日本人がパン食を始めれば永久的に日本はアメリカのよきお得意になる。パン職人養成講座やパン食普及活動のための膨大な資金がアメリカから提供され、パン食は急速に広まった。》（前同）

もっとも鈴木氏は本書の中で日本側がパン食を望んでいたことも丁寧に説明している。意外なことに日本政府は明治の時代からパン食を推進していたのだ。その最大の動機は、脚気の治療、予防であった。明治時代から陸海軍において脚気患者が多発し、脚気の治療・予防の観点から日本政府がパン食を推奨していたことを鈴木氏はこう説明する。

《脚気の治療、予防は、白米を減らし麦を混ぜ、さらにパン食を加え、副食も肉類、卵、牛乳などの動物性蛋白質を増やすことが大事だと強調し、これが兵食改良の鍵だと主張し、実際そのような食事改良で海軍の脚気患者は減少した。》（一三四頁）

よって日本も戦前から脚気予防のためパン食を推進してきたとは言え、戦後の日本人の食生活は、アメリカの「小麦戦略」によって人為的に変えさせられたのではないか。果たしてそれでいいのか。鈴木氏はこう問うているのだ。

ジャーナリストであるこの鈴木氏の問いに応えるかのように、アカデミズムでも戦後のアメリカの小麦戦略の実態について検証する動きが出ている。その代表例が、京都大学の伊藤淳史著

「ＰＬ４８０タイトルⅡをめぐる日米交渉」（『農業経済研究』二〇二〇年、九二巻二号、一六五—一七七頁）という論考だ。

伊藤氏は、日米両国政府の公文書に基づき、余剰農産物輸出促進法案（ＰＬ四八〇）に基づく対日援助の実態について検討している。

その論点を私なりにまとめると、以下のようになる。

①アメリカは、一九五四年七月に余剰農産物処理のため新たにＰＬ四八〇を制定した。だが、余剰農産物の行く先はアメリカ国内の学校給食と、食糧難に苦しむ世界各国であって、日本だけを標的にしたわけではない。

②アメリカは、このＰＬ四八〇に基づいて学校給食用にアメリカ産の小麦を日本に贈与している。ただしこの援助は、パン食普及によってアメリカ産小麦の販路として日本の市場を開拓しようとしたというよりも、飢饉救済のためであった。

③そもそもアメリカ産小麦は、製麺・菓子用のセミ・ハード系（準硬質小麦）であり、パン用のハード系の小麦は、品質・輸送コストで優位であったカナダにほぼ独占されていた。よってパン用ではないアメリカ産小麦を日本に輸出してパン食を普及・拡大するという議論は成り立たない。現に日本は一九五五年から六一年にかけてパン食用のカナダ産小麦の輸入を増やす一方、アメリカ産小麦の輸入を減らしている。

④そもそもアメリカ政府は、日本を重要なコメ輸出市場と位置付けており、農産物の市場開拓プログラムにおいて当初日本に輸出しようとしていたのはコメであった。だが、日本はその提案を断った。恒常的な外貨不足に悩んでいた日本は、輸入食糧をコメ（外米一tあたり一六四ドル）から、より安価な小麦（外麦一tあたり八三ドル）へと転換すべく粉食を推奨していたためである。⑤敗戦後の食糧不足に直面した日本政府は一九四六年に学校給食を開始した。その際、日本政府は学校給食でパンに親しむことによるコメから小麦への主食転換（粉食奨励）を勧めたが、それは安い小麦の消費を拡大することで国際収支を改善したいという財政対策のためであった。よって伊藤氏は、小麦を中心とする学校給食向け贈与が「学校給食によるパン食の普及を通じたアメリカ小麦市場開拓」であったとする見解に疑問を呈している。

確かに外貨不足に苦しむ当時の日本は、安い小麦を主食にすることで食糧難を乗り越えようとしていた。池田勇人蔵相が一九五〇年十二月七日、参議院予算委員会で「所得の少い人は麦を多く食う、所得の多い人は米を食うというような、経済の原則に副つたほうへ持つて行きたい」(https://kokkai.ndl.go.jp/txt/100915261X00919501207/32) と答弁したが、これが「貧乏人は麦を食え」と伝えられ、国民の反発を買ったことは有名だ。要はコメより麦を主食にしようとしたのは、敗戦後の貧困に苦しむ日本の国策だったのだ。

こうした経緯を踏まえると、パン食の普及は、アメリカの影響はあったものの、日本側が望んだ側面もあったことになる。実は鈴木氏もその点は認めていて本書でも急速な食生活の欧米化の背景に《当時の日本側関係者が、アメリカの余剰農産物に頼って日本人の食生活を変革したいと望んだ結果、食生活が大きく変化していった》（九八頁）と指摘している。

以上の経緯から、パン食の普及を含む急激な食生活の変化は財政上の理由から日本政府が望んだ側面もあったわけで、アメリカの国家戦略によってわれわれ日本人の食生活が変えさせられたというのは言い過ぎだろう。

だが、その点を踏まえたうえで鈴木氏は本書の中で、戦後の急激な食生活の変化が《本当に日本人の健康に寄与してきたのか》、《どの国の食生活もその国、その地域で産出される産物を基礎にして食形態が形成》されるべきではないのかと、問いかけている。

日本の風土にあった食生活と食糧政策を考え直すためにも、本書が広く読まれることを願いたい。

まえがき

戦後、日本人の食生活は世界に例を見ないほど短期間に急速に欧米化した。戦前まで多くの家庭の一般的な食生活のスタイルはご飯に味噌汁、漬物、野菜の煮物、魚貝類などが平均的な内容だった。ほとんどが植物性の食材で、動物性のものは魚貝類、それも常食というほどではなかった。ところが戦後は主食の米の消費量は戦前に比べおおむね半減し、代わりにパンの消費が増え、そして肉類、卵、牛乳、油脂類、乳製品等の動物性蛋白質と油脂類は大幅に増えて食生活は目立って欧米化した。

戦前の昭和初期と戦後の昭和五八年を比較すると、肉類の消費は約一一倍、鶏卵は約六倍、牛乳、乳製品は約二三倍、油脂類は約二〇倍という急速な伸びである。これほどの急激な変化は日本の食生活の歴史の中で一度もなかった。世界的にみても例がないといわれている。

戦後の食生活の大きな特徴は日本型食生活から欧米型食生活への急激な変化だと言える。戦後世代の人にとってはこの変化はあまり実感がないかもしれない。生まれた時からパンにバター、ミルク、ハンバーグ、ハムエッグにサラダ、チーズという欧米型の食生活がごく当たり前であって、特に食生活の変化を感じることはないと思う。しかし戦前に生まれ育った人にとっては大きな変化を実感したはずだ。何故このような急激な変化が起きたのだろうか。

終戦直後の食糧難を乗り切ると厚生省（当時）は伝統的な日本型食生活よりも欧米流栄養学に基づく食生活こそ望ましいと考え、「栄養改善運動」に熱心に取り組んだ。ご飯に味噌汁、漬物という「貧しい」食生活ではなく、パン、肉類、牛乳、油料理、乳製品という欧米流の「進んだ」食生活が望ましいとして普及に全力をあげたのである。そしてその運動は予想以上の成功を収めた。これほどまでに成功した裏には、昭和三〇年代から本格的に始まったアメリカの日本に対する周到な農産物売り込み攻勢があった。これを一般に「アメリカ小麦戦略」という。

「アメリカ小麦戦略」は、アメリカの官民挙げての、日本を標的にした極めて政治的な農産物、家畜飼料の売り込み作戦であった。その作戦内容を知ると厚生省が何故これほどまでに欧米流栄養学の普及に熱心であったか理解できる。パン、牛乳、肉類、卵、油、乳製品等のいわゆる洋食材料の供給元はアメリカで、それらの食品を日本ですんなり消費してもらうには、何故それらが優れた食品であるかの科学的説明が必要だった。そのために欧米流の栄養学（いわゆる現代栄養学）が最大限活用され栄養学校で教育され、欧米流食生活が望ましいと繰り返し国民は啓蒙された。その結果、日本人は戦前までの伝統的食形態よりも欧米型食生活が望ましい食生活のあり方だと考えるようになった。

そして今では、朝はトーストにバター、マーガリン、ジャム等をぬって、牛乳、ヨーグルトを飲み、ハムエッグにサラダ、ドレッシングにチーズという「近代的」な食生活のスタイルが広まり、肉類、卵、牛乳、乳製品等の消費が大幅に増え食生活は様変わりした。いずれの食材も戦前まではあまり常食されておらず、まさに厚生省や当時の栄養関係者が意図した「栄養改善運動」は見事に成功したのである。

「アメリカ小麦戦略」が戦後の日本の食生活、食文化、農業、そして栄養学に与えた影響は極めて大きなものがあった。にもかかわらずこの戦略についてはあまり知られていない。戦後、欧米型の病気が急激に増えてきた原因は食生活が欧米化したためだ、としばしば言われる。その通りだと思う。

しかし、ではその食生活が何故これほどまでに短期間で急速に欧米化したのかという大事なところがあまり語られていない。実は「栄養改善運動」に要した膨大な活動資金の多くはアメリカから出ているのである。そのことは当時も今もタブーになっていて厚生省も当時の栄養関係者も出来ればこの話は伏せておきたいのだ。現代栄養学の優位性は声高に語られても、この話だけは決して口に出ることはない。「栄養改善運動」の裏に一体何があったのだろうか。

食生活欧米化の原因を知るには、昭和二〇〜三〇年代のアメリカの国内事情を見る必要がある。

本書では、第Ⅰ部で、「アメリカ小麦戦略」の概略と、その「戦略」が学校給食に与えた大きな影響について、第Ⅱ部では、その結果、戦後の栄養学がどのようにして生まれ、日本人の食生活がどのように変化したのか、そしてその変化は、果たしてどうだったのかについて検証してみたいと思う。

「アメリカ小麦戦略」と日本人の食生活〈新版〉　目次

第Ⅱ部　日本人の食生活と栄養学

「アメリカ小麦戦略」と日本人の食生活〈新版〉

第Ⅰ部

「アメリカ小麦戦略」と学校給食

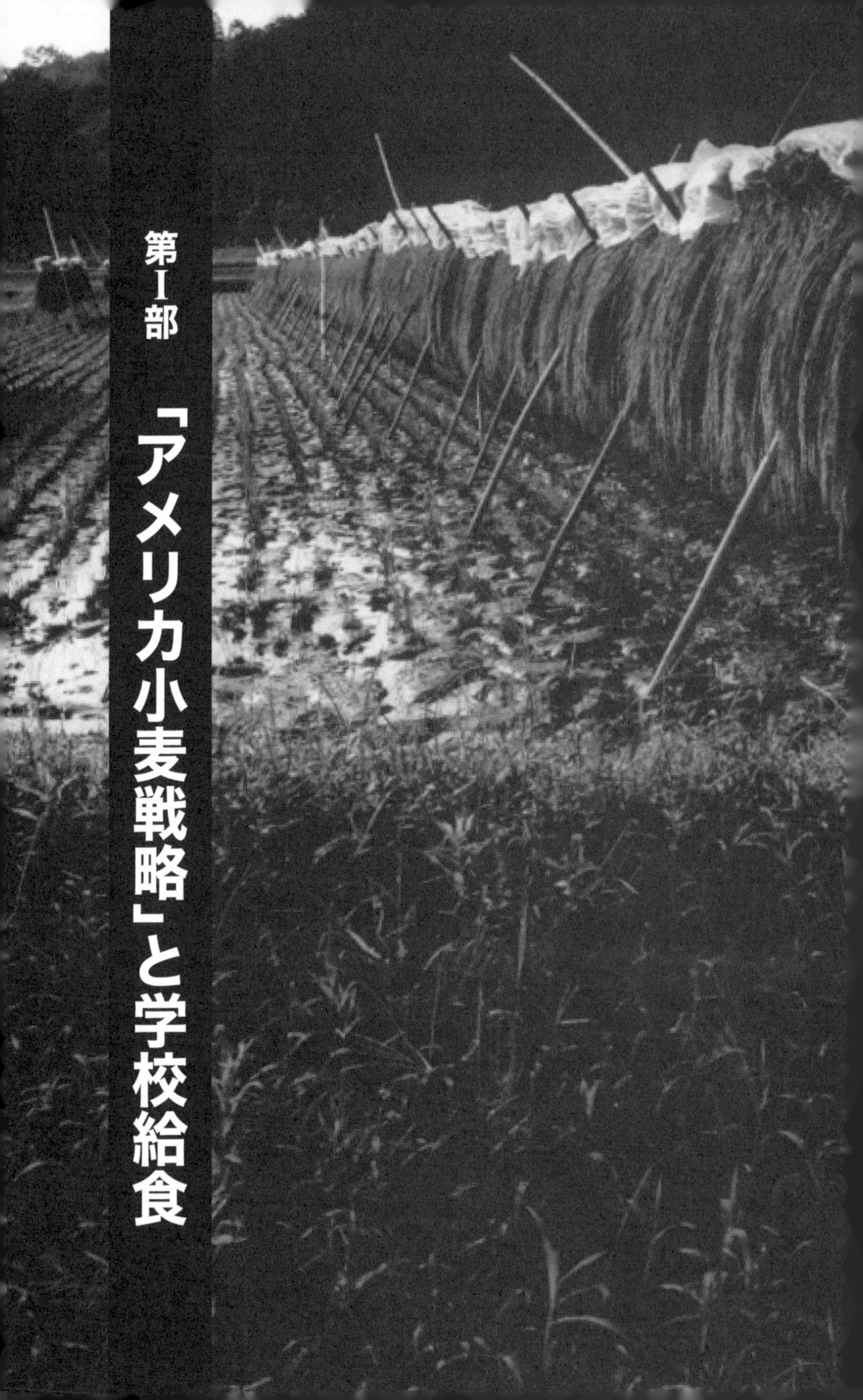

第一章　アメリカの小麦戦略

「世界のパン籠」アメリカの事情

アメリカは先進的な工業大国であると同時に農業大国でもある。戦前から小麦などの大量の農産物を諸外国に輸出し、世界中の食卓を潤してきたことから「世界のパン籠」ともいわれている。二度の大戦でヨーロッパ、アジアでは農業が壊滅状態になった時も、アメリカだけは戦禍にさらされることも無く、農業生産を飛躍的に伸ばすことが可能だった。

広大で肥沃な農地で大規模かつ高度に機械化され効率良く生される農産物は、戦前から低価格を武器にアメリカの有力な輸出産品となっていた。第一次世界大戦の時、アメリカはヨーロッパ戦線に農産物を送るための後方基地として農業の機械化、省力化、農地拡大、化学肥料投入等に努め、大量生産体制を整え多くの農産物が大西洋を越えてヨーロッパ戦線に送られ兵食となった。

さらに第二次世界大戦でも、大量のアメリカ農産物がヨーロッパ、アジア戦線で連合国の兵糧として消費された。国内はもとより世界中の需要に応えて生産拡大に努め、大型農機具、灌漑《かんがい》施設などを競って導入し、生産規模を拡大し大量生産することで過酷な価格競争に立ち向かい、アメリカ経済を支え、政府も大きなテコ入れをしてきた。

アメリカ農業の強みは大量生産による低価格だが、農民にしてみれば膨大な投資が必要となり、その回収のためにはどうしても長期的に市場価格が安定して推移することが必要不可欠になる。農業規模を拡大することで生産性をあげてきたということは、投下資本も半端ではない。アジア特有の家族的農業とは規模が違う。常に大量生産に見合うだけの需要を前提とする農業経営が求められ、需給バランスの見通しが狂えばすぐ滞貨の山という危険性が常に内在している。

昭和二〇（一九四五）年、第二次世界大戦が終結すると、それまで兵食としてヨーロッパ、アジア戦線で大量に消費されていた農産物の過剰在庫が心配される事態になった。大戦の終了は同時に東西両陣営の対立、つまり冷たい戦争の始まりでもあった。冷戦時代の始まりと共に、両陣営とも味方陣営を増やすことに関心を持つようになった。

大戦終了後の一九四七年、アメリカのトルーマン大統領は「世界は自由な制度を選ぶか少数者の抑圧による体制をとるのか、選択に直面している。……武装せる少数者や外部の圧力による征服に対して戦っている自由な国民を援助することが、合衆国の政策でなければならぬ」として、いわゆる「トルーマン・ドクトリン」を宣言し、対共産圏封じ込め政策を国の政策として打ち出した。

これに呼応してその数ヶ月後には、国務長官ジョージ・マーシャルは、ヨーロッパ諸国に対して「ヨーロッパ復興計画」(通称マーシャル・プラン)を提案し実行に移された。大戦の戦禍を受け、国土が荒廃し経済復興の目途すらたたないヨーロッパ諸国に対し、アメリカが経済・食糧援助を約束して自立を促し、同時に自由主義陣営の拡大を意図したものであった。

ヨーロッパ全土で農地が荒廃し食糧生産が進まず食糧確保が難しかっただけに、アメリカからの食糧援助は大きな救いとなった。この作戦は、戦後アメリカが食糧援助を武器に味方陣営を拡大するという政策の第一歩になったのである。戦後心配されたアメリカの農産物の滞貨は、この「マーシャル・プラン」ではけ口を作ることで回避できたのである。

一九五〇年六月、朝鮮半島で東西両陣営を後ろ盾にした朝鮮戦争が勃発し、この時も大量の農産物が兵食として消費された。ところが「マーシャル・プラン」が五二年に、朝鮮戦争が五三年に終結すると大量のアメリカ農産物は行き場を失うことになった。ヨーロッパで農業復興が進み、自前で食糧自給が出来るようになってくると、アメリカは大量の農産物のはけ口を他に求めなければならない状況になってきた。

さらに一九五三、四年は世界的に小麦の大豊作で、供給過剰から価格は暴落し、カナダ、オーストラリア等からの安値攻勢でアメリカ政府は苦境に立たされた。大量の余剰農産物が発生し、政府が借りる倉庫代だけでも一日二億円、一部は路上に野積みしてシートをかけて保管という状態で、一刻も早くさばかねばならぬ状況で、政府と農民は危機感を持っていた。アメリカ政府が抱える小麦の在庫は三千万トンの膨大な量になった。因みに現在の日本では、年間の米の消費が約一千万トン弱である。その三倍もの在庫をアメリカ政府は抱え、保管場所探しに四苦八苦していたのだ。麦は米よりも傷みが早く、大量の余剰農産物処理は時間を争う緊急課題となった。

一九五三年一月、トルーマンに代わって大統領に就任したアイゼンハワー大統領の最優先課題は、まずこの大量の余剰農産物の処理であった。アメリカ大統領は農民票が決めるとも言われるほどその影響力は強く、カンザス州の農村出身であるアイゼンハワー大統領には、農民の期待に応えるためにも早急な余剰農産物対策が求められていた。

またアメリカは戦前から自動車大国であり、大量の自動車生産が経済の牽引役を果たしてきた。しかし、燃料となる石油の産出量は少なく、中近東からの輸入に依存し、その購入代金は農産物を輸出することで賄《まかな》ってきた。つまり農産物輸出で外貨を稼ぐことが常に必要となる貿易構造になっていた。

それだけに国家財政の重荷になる大量の余剰農産物を一刻も早くさばく必要があった。

MSA協定と粉食奨励

アメリカは第二次世界大戦終了後、将来の余剰農産物の発生を予想し対策を練っていた。あり余る余剰農産物を活用した食糧援助と引き換えに、自由主義陣営の一員としてその国の防衛力増強を義務付けようと図ったのである。

戦後アメリカの各国への援助は、対外経済援助のための経済援助法（一九四八年）、軍事援助のための相互防衛援助法（一九四九年）、技術援助のための国際開発法（一九五〇年）の三つの国内法によって経済、軍事、技術などの分野別に行なわれてきた。

朝鮮戦争勃発によって冷戦の深刻さが現実のものとなると、アメリカは味方陣営強化の必要性から、それら三法を修正統合化し、より軍事的意味合いの強いMSA法として一九五一年制定させ、さらに二年後の一九五三年には締結国拡大を狙って食糧援助を含むものに改正した。食糧援助をエサにその国の軍備強化を義務付け、味方陣営を増やそうというわけだ。

トルーマンが打ち出した対共産圏封じ込め政策「トルーマン・ドクトリン」をさらに一歩進め

て、核兵器を中心とした強大な軍事力で共産圏を圧倒する戦略でもあった。そのためには同盟国の軍事力強化は欠かせなかったのだ。アイゼンハワーが大統領に就任すると、アメリカは早速日本にこのＭＳＡ協定の締結を強く働きかけた。

当時の吉田茂内閣はこの時期政局不安定で、三月にはいわゆる「バカヤロー解散」があり、四月の総選挙で吉田総理の自由党は第一党を確保したものの、議席を四〇も減らし革新勢力が増大した。また、経済界からはこの協定締結で多額の復興資金が得られるのではないかと期待の声も出ていた。吉田首相としては経済界の期待に応え、政権基盤を補強する必要にも迫られていた。

しかしこの余剰農産物の受け入れは、通常輸入ベースの上積みであることがアメリカ側の条件だった。それまで日本は米不足をアメリカからの小麦などの輸入で賄ってきたのだが、この通常輸入ベースを減らすことなく、さらにこの条約締結によって農産物を受け入れるというのが条件だった。

安価なアメリカ小麦流入で国内産小麦が打撃を受けるのではないかという懸念の声が、野党はもとより政府内部からも出た。さらに食糧援助と引き換えの軍備増強は、戦争放棄を定めた憲法第九条との兼ね合いもあり、すんなりとは決められない状況であった。

しかし朝鮮戦争が泥沼化しアメリカ側の損害が増すにつれ、アメリカは、将来はアジアの戦争はアジア人で処理をと考え、アジアにおける反共防波堤の軍事的役割を日本に負わせたいと、強く調印を働きかけてきた。一九五三年三月、ソ連のスターリンの死去で、朝鮮戦争も終結の方向へと向かいつつあり、同時に日本は朝鮮特需後の経済復興の道を考えねばならない時期になっていた。

ＭＳＡ協定は経済復興資金を獲得するという点では政府にとって魅力あるものでも、しかし同時に軍備増強を義務付けられる面があり、総選挙で手痛い議席減を招いたばかりの吉田首相にとっては正念場であった。

しかし吉田首相は、政権基盤強化のために協定締結を決意し、池田勇人自由党政務調査会長を特使としてアメリカに派遣し、アメリカの国務次官補ウォルター・ロバートソンとＭＳＡ協定締結のための協議に入った。これが歴史的な池田・ロバートソン会談で、戦後の日本の大きな転換期でもあった。アメリカ側の軍備増強の要請が予想以上に強かったため、協議は一ヶ月近くも難航して妥結し、調印は翌一九五四年三月だった。

日本はこの協定締結で小麦六〇万トン、大麦一一万六千トンほか、総額五千万ドルのアメリカ農産物を受け入れ、その食糧を国内で販売しその代金を積み立て（見返り資金）、四千万ドルはアメリカ側の取り分として日本に対する軍事援助などに使われ、残り一千万ドルが日本側の取り分として経済復興などに使われた。

予期に反し日本側取り分が二割と少なく、軍備増強に多くが使われるということに野党側から批判が集中した。政府は日本側取り分の一千万ドルの多くを農業投資に使用したいと希望したのに対し、アメリカ側は将来アメリカ農産物の輸出に悪影響が出ることを懸念して許可しなかったことに日本側は反発し、経済界にしてみれば期待が大きかっただけに日本側取り分が少ないことに大きな不満の声が出た。アメリカとしては将来、余剰農産物の有力なはけ口としての日本を念頭においての戦略だった。

日本はこの協定締結の条件であった軍備増強の義務として、一九五三年七月、警察予備隊から成長していた保安隊をさらに格上げし自衛隊を発足させ、アメリカ軍事顧問団を受け入れるなどしてアメリカの要請に応えた。戦後の大きな転換点となった日本の自衛隊発足、再軍備化は、アメリカの余剰農産物が活用された見事な戦略であった。

この時受け入れた小麦のことを通称、「MSA小麦」というが、その小麦を国内で消費するため、厚生省は粉食奨励を「栄養改善運動」の柱にして、学校給食ではパンとミルクの給食を定着させ、パン食普及などに力を入れ、「近代的」な食生活推進のために活動した。これは終戦直後の食糧難打開のための代用食としての粉食奨励とは違って、積極的に粉食の優位性を説いた運動であった。粉食奨励とは主にパン食の普及で、この頃から日本の食生活の中にパン食が入り込んでいった。

主食がパンということになるとおかずは味噌汁、漬物というわけにはいかない。どうしても牛乳、肉類、油料理、乳製品という欧米型食生活になる傾向がある。それらの食材の供給元であるアメリカの狙いもそこにあった。

日本人に米に代わってパンを食べさせれば、自然とおかずは肉類、牛乳など洋風の食生活へ向かう。アメリカは将来を見据えた長期の戦略を立てていたのである。しかし同時にこれは当時の厚生省や栄養関係者が等しく歓迎した流れでもあった。パン食や動物性蛋白質、油脂類の摂取増は「栄養改善運動」の基本で、そういう食生活こそ望ましいと考えていたのである。つまり日米が共に望んだ食生活の変化だった。高蛋白、高脂肪、高カロリーの芽は、アメリカの援助小麦の裏づけがあって生まれたのである。

このMSA協定は、日本や東南アジアなど戦禍を受けて疲弊した国々にとっては、食糧は欲しいものの軍備増強は気が進まないことでもあった。そのためアメリカが意図したほどにはこの協定は活用されなかった。

そこでアメリカは、余剰農産物の効果的な売り込み方法を検討するため、全米製粉協会の輸出促進部長ゴードン・ボールズ氏ら三五人の調査団を一ヶ月半世界中に派遣し、市場調査をさせた。調査団が出発する直前、アイゼンハワー大統領は一行をホワイトハウスに招待し、「諸君の重大な任務に対して、私は限りなき支援を惜しまない。第一の使命は、余剰農産物の貿易を発展させる方途を捜すことである。『アメリカの農産物をどの国が買えるか、どうしたら売れるのか』、その方策を開拓してきてもらいたい」と、激励し送り出した。まさにアメリカの期待を一身に背負った調査団だった。

各国を調査したゴードン・ボールズ氏の帰国報告書では、ドル不足に泣く開発途上国が余剰農産物を受け入れやすくするために、ドルでなくその国の通貨で、しかも長期低利の借款で購入できる道を認めるべきだと進言している。食糧は欲しくてもドルがない状態を解決する必要があるというものだった。その報告書に添った形で新たな戦略が練られた。

ゴードン・ボールズ氏が調査の結果、最も有望な市場と見たのが日本であった。

日本の食生活を変えた、PL四八〇法案

一九五四年七月、アイゼンハワー大統領はMSAを改定し、PL四八〇法案(通称、余剰農産物処理法。正式名称、農業貿易促進援助法、Agriculture Trade Development and Assistance Act)をアメリカ第八三議会で成立させ、余剰農産物処理をさらに強力に推し進める作戦に出た。そのPL四八〇法案の骨子は、

一　アメリカ農産物をドルでなく、その国の通貨で購入でき、しかも代金は後払い(長期借款)

でよい。

二　その国の政府がアメリカから代金後払いで受け入れた農産物を、その国で民間に売却した代金（見返り資金）の一部は、事前にアメリカと協議のうえ経済復興に使える。

三　見返り資金の一部は、アメリカがその国での現地調達などの目的のほか、アメリカ農産物の宣伝、市場開拓費として自由に使える。

四　アメリカ農産物の貧困層への援助、災害救済援助及び学校給食への無償贈与も可能である。

というものだが、かなりの好条件である。アメリカがいかに早急に余剰農産物を一掃したかったかが読み取れる。アメリカからの食糧援助を期待する国は、おおむね先の大戦で農地が壊滅的被害を受け、食糧難に苦しみ、戦後復興のための資金不足に泣いていた。食糧は欲しいものの、肝心のドルがない状態であった。ドルがなくても農産物が買える道を開いたこの法案には、開発途上国から大きな期待が寄せられた。

多くの国がこの法案の一と二に注目した。全く元手いらずでアメリカから農産物を購入でき、しかも代金は後払いでよい、さらにその農産物を国内で民間業者に販売した代金は、その国の国立銀行（日本なら日本銀行）のアメリカ政府特別口座に積み立て（これを「見返り資金」という）、その資金の一部は事前にアメリカと協議の上、その国の経済復興に使えるというのだ。

復興資金に使用した分については長期低利の借款であり、二〇年後、三〇年後に返済すればいい。残りの額はアメリカがその国での将来を見据えた種々の目的に使う。例えば貿易開発資金、米軍基地建設、戦略物資の買入資金などである。

普通、貿易をする場合は最も安定しているドルで決済するのが慣例であり、ドルがなければ貿易は難しくなる。しかしこの条約を締結すれば、ドルどころかその国の通貨（日本の場合なら円）がなくてもアメリカから農産物を購入できる。その代金は長期分割で後払いでよいというのだ。普通はこんな夢のような好条件の貿易話はない。アメリカは目の前の滞貨の山を一刻も早くさばき、同時にその国での長期の農産物の売り込みを視野に入れていたのである。

この条約を締結したいという国は多くが発展途上国で、インフレの進行が早く、アメリカが代金をその国の通貨で受けとる二〇〜三〇年後には貨幣価値は下落して紙クズ同然ということもありうる。しかしアメリカとしてはまず滞貨処理を優先させ、その農産物代金はそれほど期待していなかったものと思われる。

しかしこの一と二の狙いは条約を締結しやすくする誘い水として有効に使われ、その効果は大きかった。実際この条約を結んだ日本を含む一〇数カ国はこの一と二に飛びつき、経済復興資金を得ようと必死だった。当時日本は戦後復興の足がかりとして、愛知用水事業、八郎潟干拓事業、電源開発事業などの大型プロジェクトを何としてでも実現させる必要に迫られていた。経済界の期待も大きく吉田内閣の命運もここにかかっていた。

しかしアメリカの狙いは三と四にあった。その国で長期、安定的に継続してアメリカ農産物を消費してもらいたいというのがアメリカの本音である。今後も予想される余剰農産物をその国に長期に輸出していくにはその国でのアメリカ農産物の市場開拓、宣伝は欠かせない。そこでアメリカはそのための費用を「見返り資金」の中から捻出するのが大きな目的だった。

全体からすれば少ない額でそのことが交渉の障害になることはなかったし、多くの国の関心事は復興資金の獲得にあった。アメリカの狙いは市場開拓費を獲得し、その国で自由に使うことを保証してもらうことであった。アメリカ農産物の売り込みに必要な活動資金が得られれば、その国での市場開拓は順調に進むはずである。

また、四の学校給食への農産物の無償援助は大きな意味があった。子供の時に食べたものは一生その味を忘れないと言われる。学童のうちからアメリカ農産物の味に親しんでもらえば、その子供は長くアメリカの顧客になってくれる。学校給食でパンとミルクの味を覚えてもらえば、大人になってからも長く、そういう食事を続けてくれるはずだ。アメリカ農産物は息長く消費してもらえることになる。そんな先を見通した戦略がアメリカにはあった。

このＰＬ四八〇法案を締結した国は、ヨーロッパのイタリア、ユーゴスラビア、中近東のトルコ、パキスタン、それにアジアの日本、韓国、台湾などであった。アジア諸国の主食は米であってパンではない。そういう国にアメリカ産のパン用小麦を輸出するには、まず子供の時からパンとミルクの味を覚えてもらうのが確かな方策である。そのためには、学校給食用にパン用小麦、脱脂粉乳《だっしふんにゅう》を無償援助することは将来の顧客を育てることにもなり、これほど確かな戦略はない。

そう考えると、このPL四八〇法案は実に良く出来ているのだ。実際日本においてはこの法案の意図したとおりの展開をすることになったのである。

第一回余剰農産物交渉の顛末《てんまつ》

アメリカでのPL四八〇法案（余剰農産物処理法）の成立を受け、日本は一九五四年一〇月、愛知通産大臣らをワシントンに派遣し、余剰農産物の受け入れ交渉を開始した。しかし交渉は難航し、妥結までに一ヶ月を要した。難航の理由は何だったのか。

この法案によれば、「見返り資金」は全額その国の復興資金に使えるのではなく、事前にアメリカと協議の上アメリカ側の取り分とその国の取り分の比率、使途について決めておく必要があった。そこが事前協議の最大の争点だった。

当時、政情は不安定となり吉田内閣は末期症状を呈していた。吉田首相の最後の花道として、ヨーロッパからアメリカへの外遊が用意されていたが、当の吉田は政権継続に執念を燃やし、ヨーロッパ歴訪の途についた。

当時、日米間で討議すべき課題は、日本経済と防衛問題、余剰農産物の買い入れ、ガリオア（対米債務）解決策、外資導入と借款問題等だった。そこで吉田総理がヨーロッパからアメリカに渡る前にあらかたの合意をアメリカとの間に取り付ける必要があり、愛知通産大臣を団長として、農林事務次官の東畑四郎、宮沢喜一代議士、外務省欧米局長らの一行がワシントンに向かった。

中でも余剰農産物交渉は重要課題で、アメリカではＰＬ四八〇法案成立後、国務省、農務省、商務省、対外活動本部（ＦＡＯ）、連邦予算局の関係五省で構成される余剰農産物処理委員会が出来ていた。委員長は大統領顧問のクラレンス・フランシス（バヤリース・オレンジ会長）で、まさに官民あげて余剰農産物を活用しようと交渉団を待ち受けていた。

しかしワシントン入りした交渉団一行は困惑した。この交渉におけるアメリカ側の準備が、目前に迫った中間選挙のため整っておらず交渉が順調には進まなかった。アメリカ政府首脳部が選挙活動にかかりっきりで対応がうまくいかず、日本側交渉団は個別に各省担当官に足を運ばざるを得ない状況だった。

交渉は初期の段階から右往左往した。アメリカの中間選挙では政権担当である共和党の不利がささやかれ、民主党が勝利するのではないかとの予想があっただけに、政府首脳は選挙にかかりきりで他のことに手が回らなかった。ところが事態はさらに深刻な方向へと急展開した。ヨーロッパ歴訪を終え米国入りした吉田総理一行は、この中間選挙の結果を知ることになった。共和党の敗北である。まさにアメリカ政局混乱の真っ只中に米国入りという最悪のタイミングとなってしまった。

この選挙は国内政策が主な争点で外交政策の是非が問われたわけではなかったので、対日政策に変更はない、というのが日本側の見方だった。しかし肝心の交渉相手が選挙の敗北で意気消沈しているさなかに日本側の要求のみをごり押しするわけにもいかず、非常にやりにくい雰囲気が生まれてきた。

この交渉は日本側取り分を最大限アメリカ側に認めてもらうことが主眼だった。あの手この手の交渉術を何ヶ月もの間きめ細かく慎重に準備してきただけに、いざ交渉という土壇場になってもろくも目論見《もくろみ》が外れ、交渉団一行はあせったのだ。

さらにこの交渉が順調に行かなかった理由があった。ＰＬ四八〇法案の恩恵を受けたいと希望する国は日本だけでなく、発展途上国を中心に一〇ケ国以上がワシントンに押しかけていた。各国とも復興資金を目当てに熱心な働きかけを行なっていた。その「見返り資金」の配分比率の算定も単純ではなく、アメリカ政府部内の各省や民間団体の思惑が複雑にからみ、交渉を複雑なものにしていた。

各国とも自国の取り分を増やして経済復興に使いたい目算があり、アメリカ側も「見返り資金」

のうちできるだけ多くを獲得して、その国での経済、軍事面でのアメリカのための基盤作りを急ぎたい腹があった。

実はアメリカでは、PL四八〇法案が議会で審議中の頃から既に各省間で「見返り資金」分捕り合戦の駆け引きが水面下で行なわれていて、どこが主導権をとるか混沌たる状況だった。各国との交渉が始まる寸前になってアイゼンハワー大統領は行政命令を出し、各省連絡協議会を発足させ、資金分配についてその任に当たらせることになった。資金の使用目的と担当省庁を明確化し、スムーズにことが運ぶよう交通整理をしたのだ。

アメリカが日本で使う円貨の「見返り資金」は、目的別に次の八つの省庁に振り分けられることになった。

1　米国農産物の販売促進のための資金は……日本にある米国農務省の出先がこれを使用する。
2　日本からの戦略物資買い入れ資金は……国防動員本部の出先が使用する。
3　日米共同防衛の兵器、資材ならびに労務調達資金は……国防総省の出先として米軍がこれを使用する。
4　第三国への物品、労務調達の資金は……FOA（対外活動本部）の出先が使用する。
5　友好諸国間の経済開発ならびに貿易促進の資金は……FOAの出先が使用する。

6　債務返済の資金は……債務のある官庁の出先が使用する。
7　多角貿易、経済開発を目的とする借款供与の資金は……FOAの出先が使用する。
8　日米学生交換の資金は……国務省の出先が使用する。

日本は戦後の混乱期を過ぎ、高度経済成長期に入ろうとしていた。アメリカは日本と経済、軍事、文化などあらゆる面で結びつきを深めていく必要から、アメリカの影響力が行使できるための布石を打っておく必要があった。それに必要な資金確保のため、アメリカ政府の各省は、「見返り資金」の分捕り合戦に熱が入っていた。

アメリカ側の大きな狙いは農産物の日本市場開拓だったが、日本政府の関心はもっぱら「見返り資金」のうちどれだけ経済復興資金に使えるかだった。アメリカ側も、農務省ほか各省とも少しでも多くの取り分を得たいと望んでいて、それだけにアメリカとの交渉はすんなりとは進まず、日本側は難しい協議を余儀なくされた。

交渉団一行は渡米前に関係諸官庁で協議を重ね、日本側の腹案を練っていたのだが、それによると受け入れ総額は一億三千万ドルを要望し、その三分の二は贈与として無償でもらう。残り三分の一の四千三百万ドルは長期借款とし、これは全額日本側の使用分とする、と目論《もくろ》んでいた。しかしこれはあまりに虫が良すぎるとアメリカ側に一蹴《いっしゅう》され、交渉は初めから難航した。吉田内閣としては期待はずれに終わったMSAの二の舞は踏みたくはないし、経済界の期待に応え、内閣の延命を図る意味合いからも、結果を出すことが求められていた。

一ヶ月あまりの交渉の末、受け入れ総額は一億ドル（三六〇億円）、贈与分は一五％の千五百万ドル、円貨による買い入れ総額は八五％の八千五百万ドルというところまで煮詰まった。

最終的には日本はあまり買い付けたくなかったカリフォルニア米、テキサス米合わせて一〇万トンを含めるなどして妥協し、円貨買い入れ総額八千五百万ドルの内、日本側取り分はその七割の五九五〇万ドル、アメリカ側の取り分は三割の二五五〇万ドルで決着した。

実はこの交渉団が日本を出発する前にカリフォルニア米生産農家の代表団が来日し、カリフォルニア産米の売り込みを強力に働きかけていた。小麦と同様に米の輸出も早くから視野に入れていて水面下では着々と活動していたのである。

こうして日米余剰農産物交渉は、ヨーロッパからアメリカ入りしていた吉田首相がワシントンに来て一九五四年一一月一三日に妥結し、翌年五月三一日、東京で重光外相とアリソン駐日大使が調印して発効した。

吉田首相は帰国直後の記者会見で日米交渉の成果を強調し、愛知通産相が次のような談話を発表した。「余剰農産物については米国は三カ年七億ドルのうち、初年度に四億ドルを自由国家群に売却することを決めたが、このうちの四分の一に当たる一億ドルを他国に先んじてまず日本に決めたことは米国側の好意の現れである。米国は過去一カ年間防衛問題を含めて日本の業績を高く評価しており、ことに経済正常化の努力は賞賛の的となっている」「余剰農産物の一億ドルのうち、日本は五九五〇万ドルを借款し、自由に使用できることになった。使用の目的は日本国内の経済改善（農業開発関係を含む）となっており、これによって具体的には愛知用水等の世銀借款に伴う円資金の調達が回答されたと理解して差し支えない。さらにこれは地域間の経済発展、つまり日本が東南アジア諸国などに対する経済協力に使用することが出来ることになっている。また防衛支持の名前で防衛産業、防衛道路などにも使用できる」「米国側の使用分は文化の交流、農業関係市場開拓などとなっているが、この中には日本学生の留学費用や粉食奨励費などが含まれており、使用は米国側の意思で行なわれるが、実際には日本の利益のために使われる部分が多く、結局余剰農産物は日本側の使用に任せられた七〇%よりもはるかに上回る効果を日本経済に与えることになる」（以上『朝日新聞』昭和二九年一一月一七日）と自賛した。この談話の中で、米国側の使用分として粉食奨励費を具体的に挙げていることに注目したい。「アメリカ小麦戦略」の資金的裏づけを法的に保障したものである。この資金を元にして「アメリカ小麦戦略」は本格的に始まることになった。

また同時に帰国した東畑農林事務次官は、次のように語った。「米国での交渉は大綱を決めただけで、細部については一二月上旬来日予定のマイヤーＦＯＡ東京事務所長と話し合いを行い、正式に協定が結ばれることになる。だから、細部の点は未決定だが、この見返り円による借款はMSA小麦の見返り円のようにヒモ付きではなく、日本側で自由に使える予定で借款の期限は三〇年以上の長期で、年利四分程度の見込みである。しかし見返り円の借款は予定の半額以下になったので、当然日本側の使用計画、農業開発計画は練り直すことになろう。米の輸入は約十万トンで日本側は全量カルフォルニア米を希望したが、テキサス米も入ることになった」(同前)。

アメリカはPL四八〇法案の大きな目的だった日本市場開拓のための資金を、こうして獲得することに成功した。昭和三〇年代以後の日本の食生活を決定的に変革する「栄養改善運動」のための粉食奨励費などの資金と法的根拠を得たのである。

当時はこの交渉妥結の世間の関心はもっぱら経済復興、防衛問題にあって、市場開拓費が日本の食生活に及ぼす諸問題についてはあまり注意が払われなかった。せいぜい野党側から農業問題に対する危惧が示された程度であった。

結局日本は、三五万トン(二二五〇万ドル相当)の小麦をはじめ、綿花、米、葉タバコなど総額で一億ドル(当時の三六〇億円)のアメリカの余剰農産物を受け入れることになった。日本側は全く資金要らずで農産物を受け入れることが出来、それを国内で製粉会社や食品関連会社に販売した売上代金(見返り資金)八千五百万ドル(三〇六億円)の七割の五九五〇万ドル(約二一四億円)もの復興資金を得ることに成功した。

復興資金は電源開発事業に一八二億円、愛知用水等の農業開発に三〇億円、残り四億円あまりは生産性向上本部などに配分され、財政難の政府はこうして多額の復興資金を得るという所期の目的を達した。

同時にアメリカ側も、「見返り資金」の残り三割の約九二億円を取り分として自由に使えることになり、駐日米軍の住宅建設、第三国向けの物資買い付け、そしてアメリカ農産物の市場開拓費に使われた。アメリカは日本におけるアメリカ農産物の宣伝販売、市場開拓のための資金を得るという、ＰＬ四八〇法案が目指した大きな目的を達したのだ。

しかし当時まだ日本側は、この市場開拓費が戦後の日本人の食生活を根底から変革する大きな軍資金となったことに気づいてはいなかった。

元農林省事務次官の述懐

当時、この余剰農産物交渉によってアメリカ産の安価な小麦が大量に日本に入り、日本農業を脅かすのではないかとの危惧が農業団体、野党から起こっていた。

交渉団の一員だった東畑四郎元農林事務次官はこう語る。「昭和二八年のＭＳＡ小麦の時はうかうかしていると日本農業を危うくすると思ったが、あのＰＬ四八〇については正直なところ、願ってもない外資導入になると思ったのです。軍事目的のダシにされたんじゃかなわないが、日本の農業開発にその金が使えるなら結構な話じゃないですか。あの頃、愛知用水開発には農林省あげて取り組んでおったし、吉田首相も熱心だった。ところが、世界銀行のドル借款でもまだ資金が足らない。だから、省内でチームをつくって研究したポイントも、アメリカの新しい法律が相手国の農業開発に金を使わせるかどうかということにあった。実は、下院の議事録を取り寄せたらですよ、向こうの議員が『これはアメリカの余剰農産物の販路拡大が目的なのだから、相手国の産業開発に金を使わせるといっても、農業だけは除外すべきだ』と盛んに発言しとるんですね。このことが出発前も一番の気がかりでしたな」（高嶋光雪『アメリカ小麦戦略』家の光協会より。以下この項同じ）

この交渉によって日本が入手できる復興資金は、元をただせばアメリカの農産物である。それを日本の戦後復興のために役立てようということだが、もしそれが産業復興ではなく農業振興のために使われて農業基盤が強化され、アメリカ農産物が日本市場に輸出できなくなるような事態になればアメリカとしては好ましくない。だから農業以外の復興に使うことを条件にすべきというのがアメリカ側の大方の主張であった。その点を日本側は最も心配していた。当時吉田首相は愛知用水計画に熱心だったが、アメリカとしては将来この資金で日本農業が発展し、アメリカ農産物の輸出が阻害されはしないかと懸念したのである。

アメリカ側の当事者、元農務省の海外農務局長レイ・アイオアネス氏は、この交渉について後年「とにかく一ダース以上の国の代表がやってきたのだから、大忙しだった。東畑さんは強く印象に残っている。頑固な農本主義者という感じで、『日米双方の農業に、メリットになるようにしよう』とバランス論をぶってきた。用水計画には特に固執していた。私のほうとしては、この円資金を使ってアメリカ農産物の市場開拓をやることに力点をおいていた。この点について東畑さんも理解と同情を示してくれ、協定の中に盛りこまれるようになった。この資金はのちにオレゴン州の小麦生産者団体（後述）が栄養改善の運動などに使って、たいへんな成功を収めており、私は大いに満足したものだ」と述べている。

この交渉における日本側の関心事の一つは愛知用水計画の資金捻出であった。当時農業用水の慢性的不足に悩まされていた愛知県知多半島では、米の増産計画のために木曽川の水を半島の末端まで引くことが国家的プロジェクトとして急がれていた。この資金確保が余剰農産物交渉の大きな目的の一つでもあった。

この交渉によって愛知用水事業はその資金を得て、昭和三六（一九六一）年完成した。木曽川上流に水源ダムを築き、幹・支線を含め総延長一一四二kmの大工事で、水不足に悩む濃尾平野東南部と知多半島の農業地帯に水を送ることに成功した。しかし皮肉なことにその愛知用水が完成した頃から米余り現象が顕著となり減反を強いられるようになった。おまけに、時まさに高度経済成長期と重なり、農地の宅地転用が進み、巨大な臨海工業地帯が造成され、工業、上水道の需要が年毎に増え、農業用の比率は現在では当初の半分以下になっている。

アイオアネス氏はさらに「われわれは、余剰処理を各国一律に割り当てたわけではない。あの頃日本に対してはアメリカの各省でやりたいことがたくさんあった。農務省でやりたいことはもちろん市場開拓である。そして日本側でも最大限の財政投融資の財源を要望していた。だから、日本に対しては一億ドルというずば抜けて高い額に決まったのだ。二番目はイタリア、ユーゴスラビアの六千万ドルで、その下になるとパキスタン、トルコの三千万ドルだから、いかに日本に対して重きを置いたかがわかるだろう。日本はそうしたわれわれの期待通りの成長を遂げた。PL四八〇での買い付けはそのあと一回で卒業し、すぐさま現金買いの客に出世した。アメリカの下院が『日本の農業復興を助けてはならない』などと言ったこともあるが、それは杞憂だった。PL四八〇の見返り資金が日本の産業開発を進め、今や世界的な工業先進国になったことは祝福すべきではないか」と日本側の働きを賞賛している。

アイオアネス氏はまた「PL四八〇は、単なる過去の法律ではない。一九六七年に『平和のための食糧計画』と名称を変更し、いまなおアメリカの対外農業政策の重要な柱として継承されているものだ。この法律によって、初期の一二年間に一五〇億ドルの余剰農産物が処理された。これはその期間の全農産物輸出額の二六%にも相当するものである。ドルがなくても買えるという道を切り開いたことにより、アメリカは海外の潜在需要を有効需要に転換させることに成功したのだ。しかも、その代金はアメリカの世界政策遂行に運用できたし、自由陣営諸国の経済強化にも役立った」とも述べている。

アメリカは余剰農産物を最大限利用することで、戦後の自由主義陣営の盟主としての地位をより強固なものにすることに見事なまでに成功した。

しかしこの交渉妥結の結果、農業従事者、特に小麦農家の心配どおり日本の小麦輸入は以後飛躍的に高まり、現在九割以上をアメリカをはじめカナダ、オーストラリアなどからの輸入に頼っている。安価な外国産小麦の大量流入で、太刀打ち出来ない日本の小麦生産農家は生産意欲をなくしたのである。その裏にはアメリカ側の市場開拓費による日本における小麦製品の大々的な宣伝活動があったことを銘記すべきである。

アイオアネス氏はその後日米間の農産物貿易自由化を推進させる大きな役割を果たした。つまりアメリカ農産物を長期的に継続して日本に輸出する道を開き、アメリカ農産物の安定的なはけ口として日本という上得意の客を確保するというパイオニア的役割の最大の功労者となったのである。現在日本の食糧自給率は四割にまで落ち込み、先進国中最低となっている。市場開拓費は効果的に使われたのである。(図参照)

この交渉がその後の日本の農業、産業に及ぼした影響は少なくない。これについて東畑氏は言う。「交渉から帰ったときも野党議員からつるし上げにあったが、私は日本農業を圧迫したとは思っていませんね。（中略）あの資金がなけりゃ愛知用水はスタートできなかったんですよ。八郎潟開発も、もっと遅れたかも知れない。あれだけ長期低利の外資導入を農業分野でやったのは初めてだったのです。私はその年の一二月に退官したけれども、その点だけは今でも誇りに思っていますよ」。

愛知用水も八郎潟干拓事業も米増産が目的であったが、この時受け入れた大量の小麦によるパン食普及によって、その後、米の消費は減少の一途をたどった。日本人の食生活が顕著に欧米化したのはこの時期以後である。米からパンへと急速に変化し、それにつれて副食も大きく変化した。米増産の掛け声の裏で米離れ現象がその底流で動き出していた。

主要先進国の食糧自給率の推移

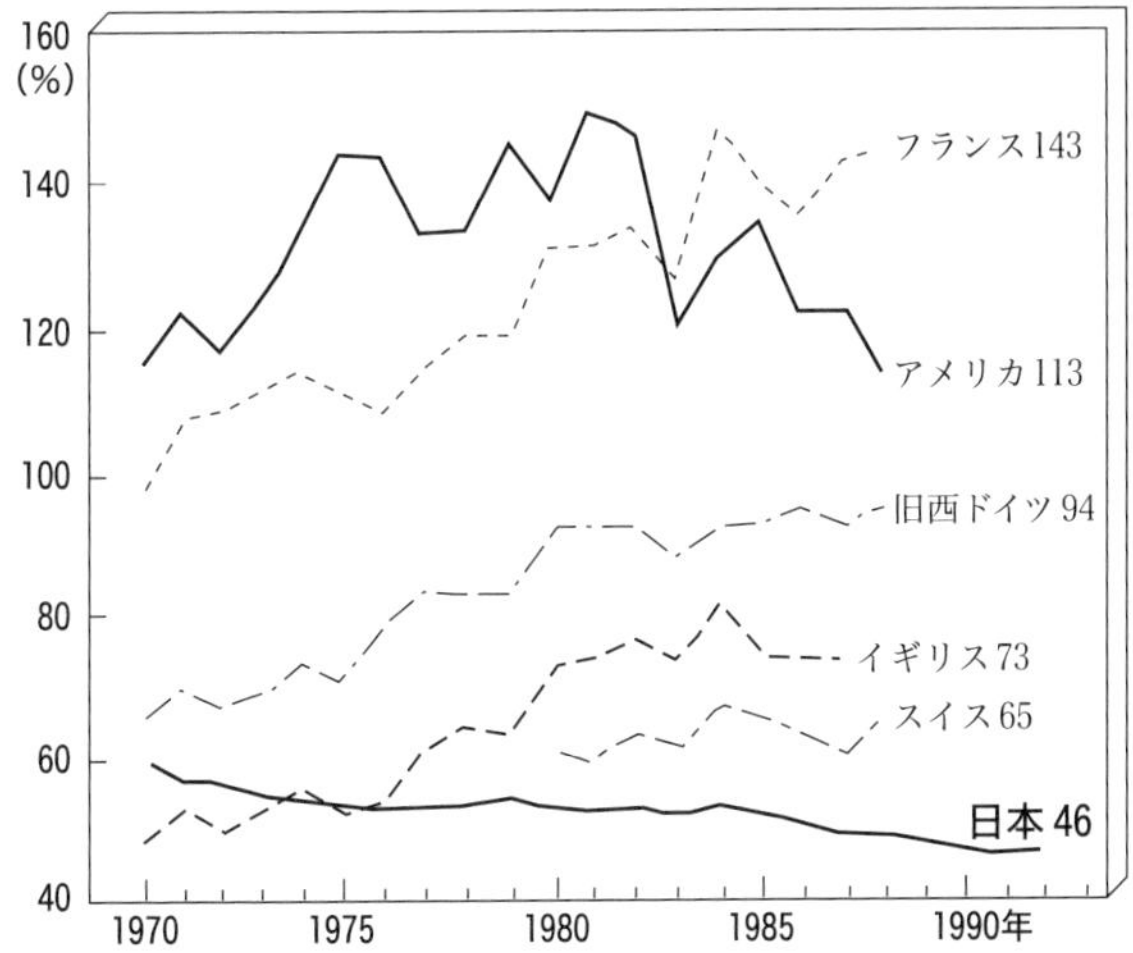

出所）農林水産省「ＵＲ対策のあらまし」

この点について東畑氏は「それはあの贈与小麦でパン給食を推進したりしたわけだから、

私にもその意味では責任の一端はあると思いますよ。しかし、あの時は不作で、食糧輸入はどっちみちしなきゃならん時代だったのですよ。これは責任転嫁じゃないが、ここまで農産物の輸入依存を野放しにしたのは、その後の農政の誤りだと思いますね」と述べている。

アメリカは保管に困るほど大量の余剰農産物を日本に送り出すと同時に、以後の日本における市場開拓費を手に入れ、アメリカ農産物の宣伝に力を入れることになった。日本における本格的な小麦戦略が、PL四八〇法案によって捻出された市場開拓費を元に始まったのである。

第二回余剰農産物交渉始まる

吉田総理はこの交渉が妥結し、帰国してからわずか三週間後に内閣総辞職に追い込まれ、東畑氏も農林省を退官した。新たに鳩山一郎内閣が誕生し、農林大臣に河野一郎が就任し、第二回目の余剰農産物交渉が昭和三〇（一九五五）年九月に始まった。交渉団出発前に政府内部で大筋で下記の三点が検討されていた。

1　買い入れ総額は約七千万ドル（前回は八千五百万ドル）を要望。
2　買い入れ農産物のうち米（前回は一千五百万ドル）、葉タバコ（前回は五百万ドル）は今回は不要。

その代わり大豆、トウモロコシ、綿実などの購入を希望する。

3 総額のうちの半分以上を農業関係に使うことを認めて、自主的に使わせて欲しい。（前回農業関係に使えた額は、日本側取り分二一四億二千万円のうちの三〇億円）

ここで日本側が大豆、トウモロコシ、綿実の購入を希望したことに注目したい。いずれも油の原料であり、また大豆を絞った大豆カス、トウモロコシは家畜のエサでもある。戦後の栄養改善運動で厚生省は油料理、動物性蛋白質の奨励をしていた時期で、このことは戦後の日本人の食生活と密接な関連がある。この点については後述したい。

交渉に向かう前、河野農相は「見返り資金の日本側取り分を前回の七〇％から今度は八〇％に高めてみせる。さらにそのうち半分を農業関係で使う」と豪語し、交渉の見通しが明るいことを強調し、さらに「買い入れ総額は七千万ドル、その見返り円資金八割を借款とし、さらにその半分を農業ならびに関係工業資金に使いたいという日本政府の当初の希望はその九割程度がかなうのではないか」と自信たっぷりであった。仮調印の権限を委ねられている河野にしてみれば腕の見せ所でもあった。

三日間の実質協議の結果、買い付け総額は六五八〇万ドル、そのうち日本側の取り分は七五％（四九三五万ドル）で、その半分は農業関係で使うことになり、愛知用水などの継続事業のほか漁港整備、肥料・甜菜《てんさい》工場などに資金が回された。前回は農業関係にわずか三〇億円だったものが今回は約八九億円に増加し、今回は無償の食糧贈与はなかった。

二度の交渉で日本側は総額一億六五八〇万ドル（約六百億円弱）の農産物を受け入れ、国内での販売代金（見返り資金）のうちから約七割に当たる三九三億円あまりの復興資金を手に入れるのに成功した。それが戦後復興に果たした役割は大きなものがあったが、同時に食生活や農業を大きく変えるきっかけにもなった。

ＭＳＡ協定及び二回の余剰農産物交渉で日本はアメリカから総額二億ドル（七二〇億円）強の余剰農産物を受け入れた。その半分の一億ドルが小麦で、厚生省は粉食奨励策を続け、アメリカ小麦消費のために国民にパン食普及を熱心に説いた。

アメリカ農産物を受け入れることで多額の復興資金を得ることに主眼を置いた政府の方針によって、日本の農業も食生活もこの時期から大きく転換した。その後米の豊作が続いた時期でも、小麦の輸入は増加する一方であった。米離れが加速され、小麦粉食による食生活の変化は急激に起こっていった。日本の小麦生産農家は減少の一途を辿った。

第二章　粉食奨励策

オレゴン小麦栽培者連盟

日米間の余剰農産物をめぐる一連の交渉妥結を最も喜んだのは、オレゴン州の小麦生産農家だった。オレゴン州はアメリカ西海岸に位置し、東側一帯をロッキー山脈にさえぎられているため、生産した小麦をアメリカ国内で消費するにはロッキー山脈越えの鉄道運賃がかさむ地理的に不利な状況に置かれていた（図参照）。小麦の過剰生産、過剰在庫の重圧に危機感を感じ、早い時期から太平洋をはさんだアジア地域への小麦輸出を模索していた。

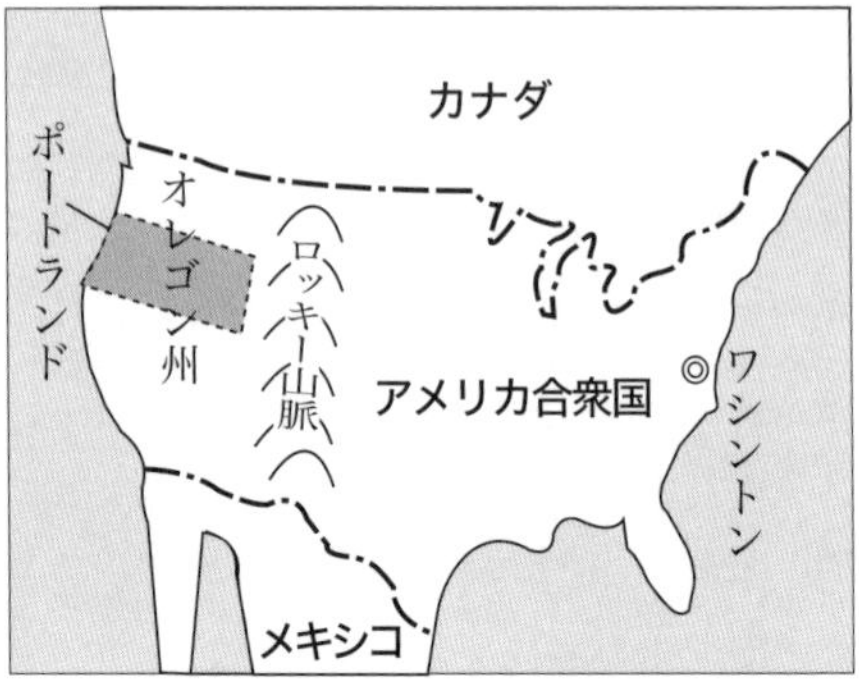

オレゴン州地区とロッキー山脈

小麦の販路拡大、生産農家の利益擁護を目的にオレゴン小麦栽培者連盟は結成され、一九四五年夏の連盟大会では、「今の市場の好況が永遠に続くと期待することは出来ない。我々小麦生産者農家は今のうちに行動を起こさねばならない。余剰が表面化する前に、それにどう取り組むかの計画を立てておかねばならない。そのための原資として、州内の小麦生産者からブッシェル当たり〇・五セントの課徴金を集めることを提案する。これは州法として権威付け、強制参加を求める形にするのが望ましいと思われる」と提案し、その後課徴金制度はオレゴン州議会で可決され、小麦栽培者連盟は七万五千ドル（当時の二千七百万円）の活動資金を得た。のちのち、この資金が海を越えた日本の戦後の栄養改善運動、粉食奨励推進のための活動資金の一部に活用されることになったのである。

同連盟は終戦のわずか三年後の一九四八年、大学出たての若き弁護士リチャード・バウムを雇いアジア市場開拓の準備を始めている。さらに翌年、東南アジア諸国に四ヶ月間調査員を派遣し、その結果アジア諸国、特に日本への小麦の売り込みは可能性が高く、積極的な売り込みが必要であることを確認した。日本が終戦直後の食糧難から脱しようとしていたこの時期に、アメリカではすでに日本に熱い視線を送っていたことになる。

一九五〇年に始まった朝鮮戦争でアメリカ農産物は兵食として消費されたが、五三年の戦争終結と同時に小麦価格の暴落が始まった。オレゴン小麦栽培者連盟はいよいよ時機到来と見た。一九五四年七月、PL四八〇法案が発効すると、九月にはリチャード・バウムを日本に派遣して市場調査に当たらせた。お目付け役としてこの時アメリカ農務省からアール・バロック、全米製粉協会からゴードン・ボールズの二人を加え、計三人が日本への市場開拓のために乗り込み、官民挙げての日本攻略作戦が開始された。

一行三人は農林、厚生、文部などの関係官庁や商社、製粉業界などを回り、見返り資金のうちの市場開拓費を日米両国の利益のために使いたいと熱心に説いて回った。PL四八〇法案は成立したもののまだ日米間で余剰農産物交渉は始まっておらず、見返り資金も市場開拓費もいくらになるか決まっていないこの時期に、アメリカは早々と官民合同で下工作を始めたのである。

リチャード・バウム、日本で活動開始

一九五四年一〇月、バウムら一行は厚生省栄養課に大磯敏雄課長を訪ね、市場開拓費の有効な使い道について説明し協力を求めた。この時の状況について大磯氏は次のように書いている。「彼

らと会って、まず何の目的での来訪かを訊ねた。彼らは、日本は今後、この食糧難のため、相当長期にわたり、米国から小麦の買い付けをやるであろう。米国としても目下のところ、小麦については、大きなストックを持っているので、もし、日本で大量に消費してくれれば、自分の方も大変有難いので、米国国会も、この余剰農産物の消費にあたっては、特別の立法（ＰＬ四八〇）を行なって、受け入れ国に有利な方法を考えているという」（大磯敏雄『混迷のなかの飽食』医歯薬出版）。

バウムら一行はこの法案が日米相互の利益にかなうということを盛んに強調したようだ。「筆者〔大磯氏〕は、日本は目下のところ、米の生産が大変落ち込んでしまって、米国から小麦を輸入して、日本の食糧を助けてもらわねばならない羽目にあることはきいているが、相互の利益とは一体どういうことかと問いただした。これに対して先方のいうには、米国としても、余剰の農産物を購入してもらうのは、大変ありがたいことだが、日本は直ちにこの代価を支払う能力が無いであろうから、これは米国政府が一時肩代わりして、この代金を立て替え、米国の小麦生産者の困らぬよう手を打つが、小麦を輸入して消費する国は、これに対する代価は、この国の金で国立銀行に積んでおき、やがて、国力が回復して、国としての支払能力が回復した時には、国として、米国へ支払う。この間、この余剰農産物が、より多く国内に消費されるためには、どうしても、宣伝普及の費用がいるであろうから、売上代金の一部はこれに充当してもよいというのが、この法律の主旨であるとの説明を聞いた」。

この時期はまだ政府内部でもこの法案の趣旨が充分把握できていなかった。というよりむしろ政府の主たる関心事は、この法案によって復興資金がどの程度日本側で自由に使えるかということにあって、市場開拓費の性格については厚生省でもまだ把握できていなかったらしい。

大磯氏は「筆者はこの説明を聞きながら、双方の利益とはなるほどそういうものかとやや合点がいったが、小麦消費拡大という点では少々頭に来たが、しかし一方、これはまた耳よりな話だ。筆者が先に書いたように、キッチンカー〔後述〕を作りたいという念頭《（ママ）》についてはまさにチャンス到来というべきか。なんとなく先の見える良い話のように思えたので、この説明はそのまま聞き置き、さて一〇月一一日から日比谷公園で開かれる農機具展に、我々の方の展示もあるから是非とも見て下さいと約束した」という。

大磯栄養課長の誘いを受けたバウムら一行は、FAO〔国連世界食糧・農業機構、前出のFOAとは別のもの〕主催による「国際米穀会議」にちなんで同時期に日比谷公園で催された農機具の展示会「日本農機展」に顔を見せた。そこに一台の大型バスが展示されていた。バウムらは大磯氏の案内で見て回った時このバスに興味を示した。

これは大型バスを改造して調理台、流し、ガスレンジ、食器類、冷蔵庫、プロパンガス等の台所用品のほか放送設備など一切を積み込み、野外で料理講習が出来るようにした料理講習車で、正式名称は栄養指導車だが通称キッチンカーと呼ばれていた。栄養改善を目的に昭和二六（一九

五二年一一月大阪で作られ、大阪府内各地で家庭の主婦を対象に料理講習をして回っていた。（写真参照）

後部の三方を外側に開くと、即席のキッチンが現れ、集まった主婦らに料理講習を行なうものである。大阪府内の保健所が中心になって運行し、栄養士、保健婦などが乗り込み、料理の実演、試食や栄養知識の普及、広報活動を行ない栄養改善に一役買っていたのである。

大阪生まれのこの車を真似て東京でも都の栄養士・萩原八重子らの努力で、廃車寸前のバスを交通局からもらい受け改装し、キッチンカーが作られ運行されていた。しかし資金難から運行継続が難しい状況だった。大磯氏は全国規模でこの車を走らせ、栄養改善に役立てたいと考え予算を要求していたが、財政難の折なかなか予算がつかず途方にくれていた。そこでバウムら一行に心中を吐露したところ興味を示したのである。

この時の状況について大磯氏はバウムら一行に対し「日本で小麦の消費拡大をやるのはなかなかむつかしい。それにはいろいろな条件、方法があるが、その中で一般消費者の啓蒙で最も有効なものにはキッチンカーによる方法がある。これは私どもがその実現に苦労しているもので、できるならこれに援助してくれれば、私もまた大いにあなた方の力にもなろう」（大磯敏雄「栄養行政戦後一〇年の歩み・キッチンカーが走るまで」、『臨床栄養』昭和三二年一二月号、医歯薬出版）と期待を示している。

キッチンカー

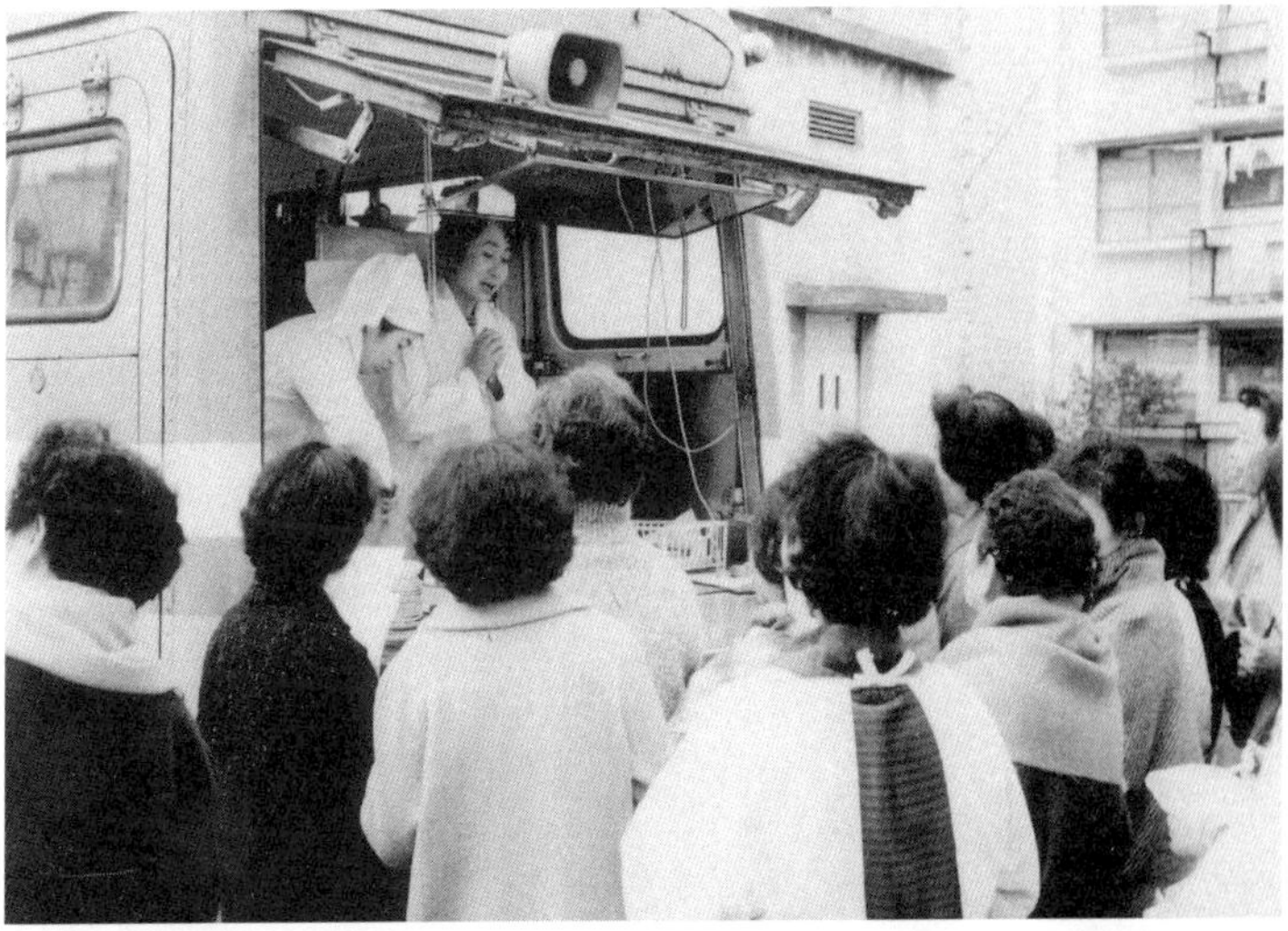

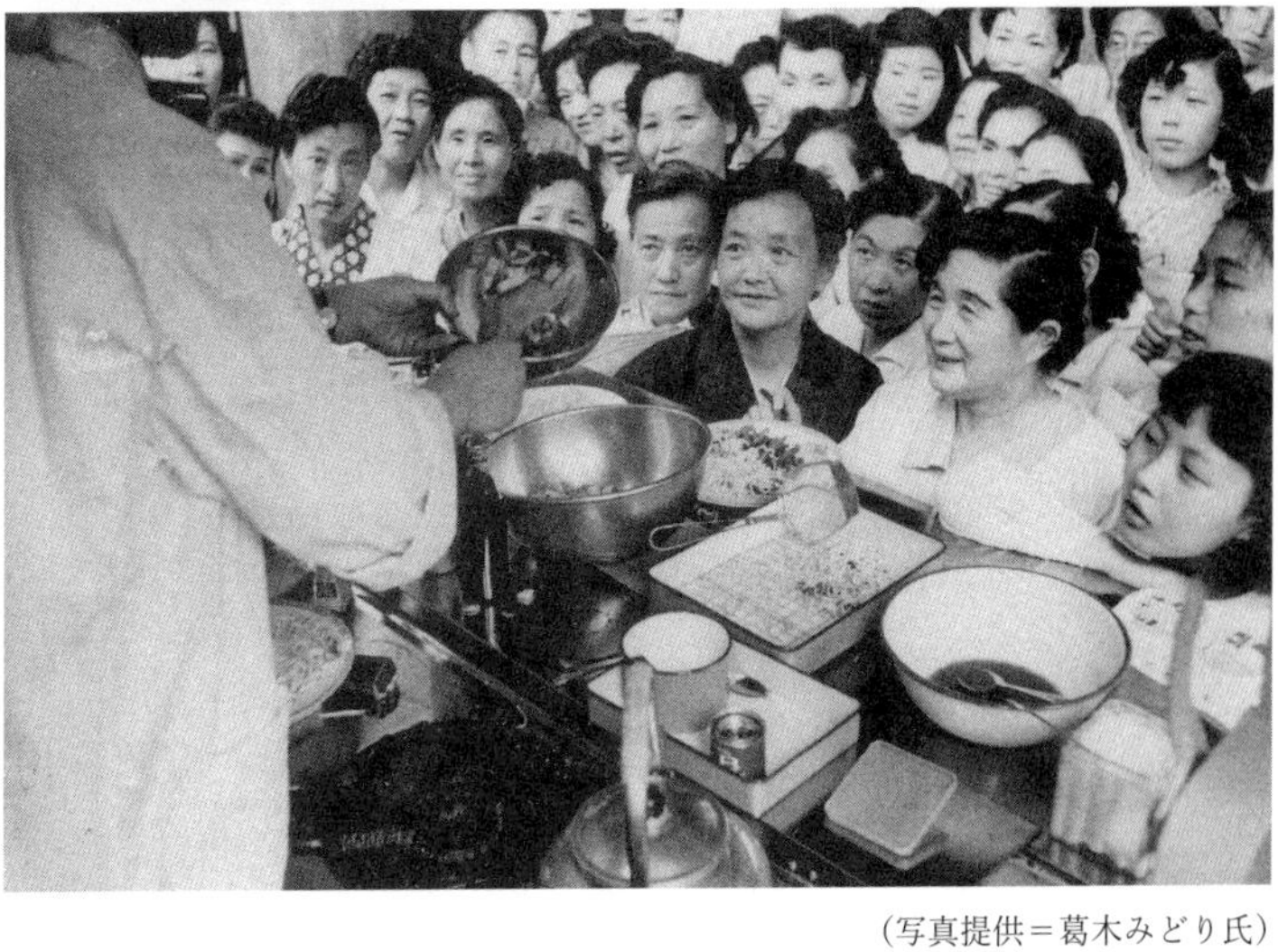

（写真提供＝葛木みどり氏）

つまりアメリカ側がこのキッチンカーの製作、運行に資金援助してくれるなら、日本側もアメリカ小麦の消費拡大に努力しましょうというのだ。バウムは小麦の市場開拓を目的に来日しただけに、このキッチンカーが小麦の普及、宣伝に使えるのではないかと考え非常に興味を持ったのである。

『混迷のなかの飽食』（前出）によれば「FAO主催による国際米穀会議は農林省の講堂で開かれ、筆者もこれに参加した。東南アジア各国から集まった出席者に対し、我々はかねてから行なってきた栄養改善事業を示すのによい機会であるので、我々の考えた『食生活改善コンクール』を催し、外国からの参加者を一〇月八日に、日比谷の公会堂に招待した。そして、日比谷公園の農機具展示会の一角に備えた、東京都のキッチンカーの実演をも見学させた。もちろんこれは東南アジアの人々には大変な人気を集め、これは面白いアイデアだと賞賛された。この間、例のアメリカ側の一行を招待してこれを見せたので、彼らも盛んにカメラに収めていった。筆者は東南アジアの関係者に見せることをやりながら、一方、アメリカの調査団に、このキッチンカーをもっと沢山作って、全国に走らせたいという構想を語り、是非とも援助してほしいと申し入れた。これに対し、最も感謝したのはその一行の一人バウムであって、以来彼とは長いつき合いが続いている」として、戦後の日本人の食生活に大きな影響を与えたキッチンカーとアメリカ側の出会いを説明している。

バウムは以後たびたび来日し、厚生省、農林省など関係各省を回って根回しを続けた。しかし順調には進まなかったようだ。小麦粉食による栄養改善に乗り気な厚生省は極めてバウムらに協力的だったのに対し、大量の余剰農産物の流入で日本農業の弱体化を懸念する農林省は慎重だった。それに加えて農林大臣河野一郎は、このPL四八〇法案によって捻出される日本側取り分のうちの農業関係費を自分の選挙区に有利に導入しようとの思惑があり、利権がらみのうわさが絶えなかった。

一九五五年一〇月二七日発信のバウムのアメリカ農務省に対する報告書を少々長いが引用しよう。

「一〇月九日に来日してから一八日間が過ぎたが、唯一の障壁がまだ破られない。問題は農林省の頑固さだ。農林省は、小麦の市場開拓を全て自分たちに任せろと言ってきかない。こうした事業は日本政府が行なうのが筋で、外国の事業団体の監督は無用だと言う。原資二百万ドル（当時の七億二〇〇〇万円）の全てを委《ゆだ》ねてもらえば、農林省がうまく諸官庁や業界に配分して運営してやると頑張るのだ。農林省は、この資金がアメリカ政府の金で、アメリカの目的のために使われるのだという事実を全く無視している。その上、我々がすでに厚生省と話をまとめ、ワシントンの承認まで取りつけてある事業に対して、農林省はそれを自分たちの所管事業にせよと指示してきた。さらに一四の新たな事業項目もつけ加えてきている。その中には受け入れていいものもあるが、いくつかは小麦の市場開拓に役立つというより、農林省自身の勢力拡大を意図しているもののように見える。農林省が市場開拓事業を支配しようと企てるのには底流がある。農林大臣の河野一郎氏は、日本一の政治力を持つ男として知られ、全く無謀で極度に野心家であるとの風評が高い。信頼すべき実業家の話によれば、河野氏は自分の地位を利用しては、彼個人のふところや自民党に入る利権をかせぐのが常であるという。そんな評判もある以上、農林省からの申し出には、細心の注意と調査が必要だろう。これと対照的に、厚生省は実に友好的で協力的である。この省は栄養政策を担当し、四六府県に七八二の保健所を持ち、一万二〇〇〇人の栄養士を動かしている。彼らはこの一〇年間、食生活改善運動を進め、もっと、野菜・魚・小麦・乳製品を食べなさいと指導してきている。キッチンカーなる調理バスもすでに試作された。われわれの計画の一つは、厚生省の栄養改善運動を、このキッチンカーの使用によって拡大強化しようというものだ。ところが、農林省はこれに異議を唱え、農林省の生活改良普及員組織を活用した方が、もっとうまくやれると主張する。これまで何の実績もないくせにである。われわれの要請によって、日本の小麦関連業界は『小麦販売促進協議会』を組織した。この協議会が担当する事業として、パン職人の研修と小麦食品の全国宣伝キャンペーンを準備してきた。ここでまた農林省が口ばしをはさんだ。アメリカが日本の他の団体と、直接に事業契約を結ぶのはまずいと言うのである。農林省には食糧庁という部局があり、国民の食糧管理は全てその管轄下にある。その権限の一部たりとも失う危険は冒《おか》したくないという。不運なことに産業界の人々はこの農林省に逆らうことは大変臆病である。われわれは、この縄張り争いの問題に対して、外交的アプローチも続けている。駐日アメリカ大使館のタモーレン農務官は、日本の関係官庁を集めて『あなた方自身で、どの事業をどの省庁が担当するか決めてくれ』と要請した。それからもう何週間もたっている。今となっては、この市場開拓事業の全権限が農林省にあるものではないということを知らしめることが出来ない限り、各省庁間の合意は不可能であると思われる。これまで煮詰めてきた第一期事業案は総費用が約一〇〇万ドル（当時の三億六〇〇〇万円）で、内容的にも有効でバランスのとれたものと自負している。残された障壁は農林省だけだ。何よりもこのPL四八〇にもとづく円資金がアメリカに属するもので、使途を決めるのもアメリカであることを分からせることが先決だ。これは贈与でも借款でもない。われわれは進言する。アメリカ農務省は、よしんば日本の農林省からの承認が得られなくとも、他の団体との事業契約を断行すべきである。万が一、すべてが農林省の支配下に帰することになれば、それは何の市場開拓にも役立たないであろう」（『アメリカ小麦戦略』前出、以下この項同じ）。

農林省の抵抗にあってバウムらの計画は難航したが、一ヶ月後の報告書では一転して農林省の抵抗が終息し、日本側がバウムらの事業計画案を承認したことを喜びを持って書き送っている。

「この報告書を帰国まぎわの宿舎で書いている。滞在期間五五日。日本の諸官庁、産業団体はついに一一の事業項目を承認した。すでに伝えたとおり、農林省はこの事業が彼らの指揮下で行われるものでないことに、なかなか気づかなかった。しかし、一通の手紙が彼らにそれを悟らせた。農林省は、河野大臣の名で直接アリソン駐日アメリカ大使に手紙を出した（タモーレン農務官を無視し、われわれの頭ごなしにである）。アリソン大使は大臣への返書で、これはアメリカの金であること、その使い途を決めるのはアメリカ農務省であることを厳しく指摘した。この返信を受けてから、農林省の職員たちの態度に変化が現れた。彼らは、これがアメリカの事業であることを悟ったようだ。交渉の責任者はタモーレン農務官であり、われわれはその指導下で活動していることも認識した。完全に協力的な態度になったというには早すぎるが、少なくとも彼らの権限には一定の限界があることを知り、前より友好的に接してくるようになった」。

河野農相はアメリカ側の諸事業推進の下工作に対し、農林省の影響力を最大限生かそうと考えていたが、アリソン大使の厳しい指摘で農林省の抵抗は沈静化した。これ以後バウムらの活動は順調に進んだのである。

日本側が承認した一一の事業項目とは、第一期事業計画案（一九五五年）としてバウムが日本側に提案していた市場開拓のための事業計画で、キッチンカー、製パン技術者講習会、学校給食の普及拡大などである**（表参照）**。

総額四億二千万円の資金がアメリカ側から日本側に活動資金として渡され、日本人の主食を粒

1	粉食奨励のための全国向けキャンペーン費用	1億3000万円
2	キッチンカー（料理講習車）製作、食材費	6000万円
3	学校給食の普及拡大経費	5000万円
4	製パン技術者講習費用	4000万円
5	小麦粉製品のPR映画の製作、配給経費	3300万円
6	生活改良普及員が行なう小麦粉料理講習会の補助	2200万円
7	全国の保健所にPR用展示物を設置する費用	2100万円
8	小麦食品の改良と新製品の開発費用	2100万円
9	キッチンカーの運行に必要なパンフレット等の作成費	1500万円
10	日本人の専任職員の雇用	1200万円
11	食生活展示会の開催経費	800万円

第1期事業計画案（1955年）

食（米）から粉食（小麦）へと方向転換させる大事業が着手されたのである。

日本側は厚生省、農林省、文部省などがこの事業に協力し、それぞれの外郭団体である（財）日本食生活協会、（財）全国食生活改善協会、（財）日本学校給食会などがアメリカ側から資金を受け、これ以後、「アメリカ小麦戦略」は軌道に乗ることになった。この事業のうちアメリカ側が最も期待した計画が、キッチンカーによる粉食奨励であった。

キッチンカーの運行は、日米が共同で最初に取り組んだ事業であった。日産自動車製の大型バスを改造し、流し、ガス台、冷蔵庫、調理道具、食器類、放送設備などを積み込み野外で料理講習会が出来るようにし、昭和三一（一九五六）年から五年間で全国二万会場、二百万人を動員した「栄養改善運動」の歴史に残る大キャンペーンであった。

農村各地を回りスピーカーで料理講習会の開催を告げると、農作業の手を止めて皆キッチンカーの周りに集まり、熱心に料理講習に見入った。講習が終わると実演された料理の試食が始まる。それが楽しみで毎回多くの参加者があったという。都会では団地などを回り主婦らに好評であった。

キッチンカーは、それまでの「ご飯に味噌汁、漬物」という日本人の伝統的な食生活を欧米型に転換させる「栄養改善運動」のかなめとなった。アメリカは必ず食材に小麦と大豆を使うことを条件に全ての費用を出したのである。こうして昭和三一（一九五六）年秋、一二台のキッチンカーが製造され、日本各地で主婦たちに近代的な栄養料理の講習会が伝授された。厚生省は保健所、市町村役場を通じて全国の栄養士や保健婦、また農林省所管の農業改良普及所を通じて生活改良普及員を動員し、全国的に食生活改善の取り組みを積極的に推進した。日本栄養士会も全面的に協力し、キッチンカーによる「栄養改善運動」は全国的な盛り上がりを見せたのである。

しかしこのキッチンカーの資金の出所は、洋食普及のために一生懸命働いた栄養士、保健婦には内緒にされた。彼らは厚生省の仕事として解釈していたのである。もちろん国民も知らされなかった。アメリカは、キッチンカー一二台を運行させるのに、車の製作費、ガソリン代、食材費、人件費など総額一億数千万円を（財）日本食生活協会に提供しているが、その資金の出所について、当時の財団の松谷満子副会長（現会長）は「ことさら隠そうとしたわけではないのです。けれども、何と言いますか、アメリカの資金について触れるのは、協会の中ではタブーのような空気がありましてね」（前掲『アメリカ小麦戦略』）と語っている。

粉食奨励は厚生省や当時の栄養関係者の等しく望むところであったが、キッチンカーなどの「栄養改善運動」のための資金の出所についてはあまり公けにしにくい雰囲気があった。運動そのものの信憑性が疑われかねないからである。

現在でもこのことが広く知られていないので、食生活欧米化の真の原因が理解されないままなのだ。

キッチンカー走る

PL四八〇法案で捻出された市場開拓費は、当初から日本への小麦売込みに熱心だった民間団体のオレゴン小麦栽培者連盟にアメリカ農務省から支給され、使途については逐一農務省に報告することになっていた。アメリカ政府は表に出ず、表向きは民間の事業として推進された。アメリカ政府が直接日本に農産物の売り込み活動をすることに対し日本の農林省が難色を示したこともあるが、日本の官庁はアメリカからの資金を直接受け取ることはできず、いったん大蔵省にプールされ国会の予算審議を経てから各省に配分される。これでは手間も時間もかかるということで、日米協議の末、一計を案じた。厚生省、農林省、文部省ともそれぞれ外郭団体（財団法人）を作り、アメリカ側のオレゴン小麦栽培者連盟とで民間同士が契約を結ぶという方策を考え出したのである。

そこで昭和三〇（一九五五）年一二月、キッチンカー事業として急遽日本側にも厚生省の外郭団体として、（財）日本食生活協会（会長・広瀬久忠、副会長・南喜一、理事長・林信夫）が作られ、オレゴン小麦栽培者連盟との間で契約した。両政府とも表には出ず民間団体同士が自由意思で契約を結んだという形になった。その背後で日本の官庁とアメリカ農務省は各財団を監督することになった。

このキッチンカーに関する市場開拓費の使い道については、農林省と厚生省の間で軋轢があり、農林省が主導で使うべきという主張に対し、厚生省はこちら側の提案で実現しかけている企画だから当然厚生省主導で進めるべきだという省庁間の対立があり、すんなりとは進まなかった。厚生省はこのキッチンカーをバネに「栄養改善運動」を推進させたかったのに対し、農林省はアメリカ農産物の流入による日本農業の弱体化を懸念し、あわせて農林省の権益が損なわれるのではないかと心配していた。

しかしこのキッチンカー運行に執念を燃やすバウムは、熱心に日本側の了解を取り付け、昭和三一（一九五六）年五月一八日、（財）日本食生活協会とオレゴン小麦栽培者連盟は、キッチンカーの製造、運行、公報活動などに関する契約に調印し、この事業は開始された。

この調印式には林理事長、オレゴン小麦栽培者連盟のリチャード・バウムのほか厚生省の木村事務次官、アメリカ大使館のタモーレン主席農務官が同席した。日米の官民双方の代表者が一堂に会し、この事業の開始を祝ったのである。その後の日米官民挙げての「栄養改善運動」を象徴する一場面でもあった。

このキッチンカーに要した資金は、五年間で総額一億数千万円になるが、全額PL四八〇法案によって捻出された市場開拓費から出された。この調印を機に、アメリカの官民挙げての日本に対する農産物売り込み作戦は本格的に始まったのである。

キッチンカーでの料理講習には、保健所の栄養士、保健婦があたったが、どんな料理を実演していたのだろうか。一言で言うと洋食・中華の献立が多く、使用された食材も小麦粉、脱脂粉乳、油、蛋白源としては肉類等の缶詰食品、ソーセージ、鯨肉、卵、乳製品等などで、副食の材料が戦前に比べて大幅に増えたのが特徴である。まさにそれまでの食生活のスタイルとは様変わりである。キッチンカーに集まり料理講習を受けた主婦たちは、そういう献立こそ近代的で望ましい食生活だという話を聞き、家庭でも作るようになっていったのである。調味料も洋食料理に合わせてソース、マヨネーズ、ケチャップ、ホワイトソース、ドレッシング、油脂類、香辛料、化学調味料など、戦前までそれほど利用されてなかった調味料が急に使われだした。

キッチンカーで配布されたキッチンカーテキストの一枚を見ると、「トーストパンと中華風サラダ」「冷拌麺《リャンパンメン》類蒸《む》し薯《いも》」「フィッシュサルシャード（魚の油焼き）」「カレーピラフ」「ほうれん草のバターいため」「四宝涼拌《スーパオリャンパオ》」「茄子のフリッパアー（ナスを縦割りにしハムをはさみ、卵、牛乳、小麦粉をといたものをつけ油であげる）」等のように油を使った料理が目につく。この頃からピラフ、シチュー、カレーライス、ハヤシライス、ホットケーキ、スパゲッティーなど、一気にカタカナ食品が増えていったのである。**（図参照）**

カタカナ食品は多くは日本の伝統的食品ではなく欧米流の料理であり、それが近代的で望ましい食生活のあり方だと説明を受けると、主婦たちはなるほどと思ってしまうのである。

キッチンカー運行のためにアメリカ側が出した唯一の条件は、献立の中に必ず小麦と大豆を使うことであった。パン、麺類、スパゲッティー、マカロニ、ホットケーキ、ドーナッツなどの小麦料理の他、油を使った料理がこの頃から増え、油の効用が盛んに説かれるようになってきた。油の原料は大豆であり、大豆の使用がキッチンカー運行の条件ということになると、献立の中に油料理が増えてくるのも当然であった。

日本の伝統的な食生活の中には油料理というのはほとんどなかったため、油料理普及を意図した「フライパン運動（油いため運動）」が熱心に行なわれた。中華料理は油を使うことが多いのでキッチンカーではよく紹介された。

キッチンカー・テキスト

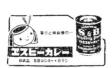

キツチンカー　テキスト

夏向き料理実習献立

東京都衛生局
保健所 ②

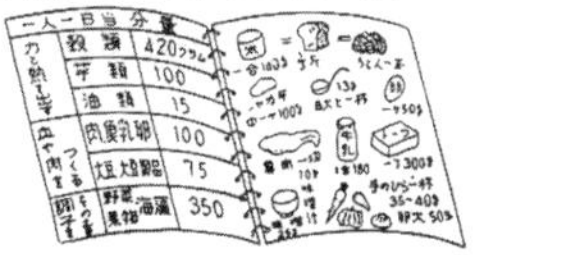

献立をたてる上の心がけ

① 3つの働の食品を毎食必ず組合せましよう。
② 必要な栄養量をとりましよう。
③ それには左の数量をとりましよう。
④ 材料は新鮮な出盛り品を使いましよう。
⑤ 値段の高い品が必ずしも栄養価が高いとは限りません。
⑥ 偏食にならないようにしましよう。

献立名	食品名	一人前 数量	一人前 目安	代替品	作り方	栄養価 蛋白質	栄養価 熱量
トーストパンと中華風サラダ	食パン マーガリンバター 鯨大和煮（罐詰） 胡瓜 人参 大根 生姜 サラダ油 片栗粉 砂糖	180グラム 20 50 20 10 50 少々 3 5 10	1/6斤 2匱角大 卵大 小1/3本 3匁 13匁 小匙1/2 小匙1 大匙1	コツペパン 魚肉貝なんでもよい 生食出来る野菜色どりよく	①食パンはトーストとする。 ②鯨大和煮は罐より取り出し小間切としておく。 ③胡瓜、人参、大根は短册切として塩をふつておき、水気を切つて卸し生姜をまぜ、酢、砂糖で味をつける。 ④小丼に鯨を入れ③の材料を水気をしぼつてつめ込み皿の上に抜く。 ⑤同量の砂糖、酢を煮立たせ片栗粉の水どきを入れどろりとさせ④の上にかけて供する。	一三・一瓦	七三八カロリー
小鯵の唐揚げじやがいもとピーマンの酢みそ	小鯵 片栗粉 卵白 油 塩、生姜 馬鈴薯 ピーマン 味噌 砂糖 酢	80 8 20 10 少々 40 30 10 5 5	22匁 小匙2 半ケ分 大匙1 1/2ケ 1ケ 梅干大 小匙1 小匙1	他の魚 小麦粉と水で普通の衣 他の芋類 さやいんげん	①小鯵は、ぜんご、えら、内臓をとり、ふり塩をしておく。 ②片栗粉と卵白をまぜ合せて魚の衣にしてからりと揚げる。 ③馬鈴薯はむして切る（又はゆでる）ピーマンは油いためする。 ④みそと砂糖を火にかけ、すぐおろして酢をまぜる。 ⑤鯵は生姜おしをそえ、馬鈴薯とピーマンは酢味噌をかける、	二〇・〇瓦	二八六カロリー
そうめんの胡麻味そかけ	干そうめん 胡麻 味噌 砂糖 酢 玉子 ほうれんそう 油 塩、胡椒	125 10 40 10 少々 50 60 5 少々	1/6わ 大匙1 大匙山1 大匙1 1ケ 中2株 小匙1 	春菊	①干そうめんはゆでておく。 ②胡麻は炒つてすりつぶし味そをすりまぜ砂糖、酢、味の素、湯を加えてちよつと火にかけておく。 ③鶏卵は固茹にし輪切にする。 ④ほうれん草はざく切りにして油で炒めて塩、胡椒で味をつける。 ⑤皿に熱湯を通したそうめんを盛り胡麻味噌をかけ、玉子の輪切りとほうれん草の油いためをのせる。	二四・〇瓦	七〇一カロリー
冷 涼拌麺《リャンバンメン》	中華そば 胡瓜 人参 ハム もやし 卵 白胡麻 紅生姜 馬鈴薯	 30 15 30 40 10 10 10 120	一玉 中1/2本 8匁 4匁 8匁 10匁 1/5ケ 小匙2 小2ケ	うどん、そうめん 白菜、きやべつ ソーセージ さつまあげ かまぼこ	①玉子は、金糸玉子、きうり、人参、ハム、をせん切り、もやしは熱湯にさつと通す。 ②中華そばは茹でて水を切り炒つてよくすつた胡麻及びかけ汁をかけ上からきれいに千切の材料をのせる。 ③かけ汁分量 スープ（又は煮出汁又は水）1合、砂糖 大匙4杯、醤油 大匙3杯、酢 大匙2杯、塩 小匙1、胡麻油又はサラダ油 小匙2	二三・五瓦	六七三カロリー
いかのハヤシソース	いか 玉葱 トマト さやいんげん 小麦粉 油 熱湯 塩、味の素、胡椒	100 80 100 30 10 10 90	中半分弱 中1/2 中1/2 8匁 大匙1 大匙1 5勺	肉類 長葱 ピーマン 筍	①いかは皮、内臓を取り小さく切りさや隠元は30位に切り、いかと共に塩湯で茹で水気を切つておく。 ②玉葱、トマトは小さい乱切りにし油で炒める。少し炒めたら小麦粉をふり入れ更に炒め熱湯を注ぎトマトがとける位まで焦さぬ様弱火でゆつくり煮込み、塩、胡椒で調味し、いか、さやいんげんを加えて味の素を入れて味を調え火からおろす。	一九・八瓦	二五一カロリー
フイッシュサルシャード	鯵 小麦粉 トマト 玉葱 油 パン粉 塩、胡椒	100 8 80 30 11 3	中1匹 大匙1 中1/4 小1/5 大匙1杯	他の魚	①鯵は腹わたを取り、塩水で洗い塩、胡椒してしばらくおき、小麦粉をまぶして両面を油焼きする。 ②玉葱のあらいみじん切りを炒め、湯むきにしたトマトがくずれない様に注意して水を少しさして煮る。塩、胡椒で味をつけ、おろしぎわにパン粉をふり入れる。これを鯵の上からかける。	二四・〇瓦	二七八カロリー
四宝涼拌《スーパオリヤンバオ》	牛肉 馬鈴薯 トマト 胡瓜 きやべつ こんにやく 酢 醤油 砂糖 とき辛子 サラダ油	70 100 70 50 50 17 25 16 8 少々 1	19匁 中1/2ケ 中1/2ケ 1/2本 小1枚 小匙5 小匙1 大匙1	肉類 レタス	①馬鈴薯は細目に切り塩茹する。 ②きうりは板ずりにして 1cm角に切り塩をふつておく。 ③牛肉は 1cm角切にし醤油大匙1、サラダ油小匙1、砂糖小匙2を入れ煮つめる。 ④こんにやくは茹でてあくぬきし 1cm角切り、トマトも角切りにする。 ⑤調味料を全部合せて以上の材料を和え熱湯消毒したきやべつの上に色取りよく盛合す。とき辛子は分量の酢の中の小匙1杯でとく。	一七・九瓦	二八八カロリー
茄子のフリッタアー	茄子 ハム 牛乳 玉子 小麦粉 片栗粉 トマトケチャップ キャベツ トマト 馬鈴薯 油	100 60 20 10 10 5 10 30 50 40 8	中2ケ 薄切4枚 1勺強 1/6ケ 大匙1 小匙1 大匙1 中葉1/2枚 卵大 小卵大 大匙1	ソーセージ スキムミルク トマトピューレ 白菜 人参	①茄子は縦に二つわりにし、更に切目を入れ間に片栗の水どきをつけ、ハムをはさむ。 ②卵白かたく泡立て、卵黄のほぐしをそつとまぜ茄子につけて、更に牛乳、小麦粉のといたものをつけて油であげる。 ③トマト、粉吹芋、せん切きやべつを附合せとする。 ④ケチャツプは上にかけずに下に敷くこと。	二〇・三瓦	三七二カロリー

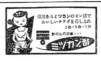

（資料提供　葛木みどり氏）

食材を提供したのはアメリカだけではなく、日本の食品メーカーも競って洋食材料の宣伝の場としてこのキッチンカーを活用した。当時キッチンカー参加者に配布された料理レシピには食品メーカーの広告がずらりと掲載されているが、戦前に比べ食品の数は格段に多くなった。何でもいろんな食品をバランスよく食べるようにという指導が盛んに行なわれた。食品産業の成長期であり、手作り食品より加工食品の割合が次第に増加していった。栄養学的な見地からというより、アメリカの意向や食品メーカーの都合で勧められてきた面がある。

このキッチンカーの運行を指導してきた厚生省の大磯栄養課長は「まあ、みんなビックリしたんでしょうな。ご飯とみそ汁、それに漬物くらいしか食っていない時代だったからね。地元の新聞には毎日の運行予定表まで載るし、とにかく引っぱりダコでした。あの車が通過したあとはかならず八百屋が困るという話までありましてね。つまり、皆が皆キッチンカーで覚えた料理をその晩に作ろうとするものだから、同じ材料ばっかり売れてすぐ品切れになってしまうというんですよ」(前掲『アメリカ小麦戦略』)と語り、キッチンカーの効果がいかに大きかったかを自讃している。確かにキッチンカーで伝授されるしゃれた献立はそれまでの食生活を一変させ、そんな料理を作ることが豊かさへの第一歩だと実感したことだろう。キッチンカーが庶民の食生活を大きく変革させる一つのきっかけになったことは間違いない。

さらに氏は言う。「何もアメリカの片棒かついだわけじゃない。私はむしろアメリカの金をせしめて、日本のために使ったんだから、うまいことやったもんだと思っているくらいだ。日本人の栄養改善は絶対やらねばならなかった。そりゃバウム氏は、小麦の宣伝に使ってくれと初めは言ったよ。だけど私はね、日本人の食生活が豊かになれば、自然に小麦は食うようになるんだから、長い眼で見ろと言ってやったら、バウムもオーケーと言ったんですよ。だからキッチンカーはあくまで日本食生活協会が日本人のために走らせるという形になったんで、その証拠に、あれがアメリカの金でやってるなんて気づいた人はまずいないでしょう。だいたい宣伝というのは、やれ米が余ったから米を食え方式のやり方じゃ、かえって反感を持たれるもんでね。知らぬ間に効果をあげるのが本来のプロパガンダなんですよ」「日本の食生活改善に果たした役割は測り知れんですよ」。

確かに知らぬ間に日本人の食生活は急速に欧米化していき、今その弊害に悩んでいる。

厚生省栄養課長・大磯敏雄氏の食哲学

戦後厚生省に栄養課が新設され、その課長補佐となった大磯敏雄氏は、ＧＨＱに献身的な協力をし、全国民を飢餓から救うべく大きな努力をした。その功績は高く評価されるべきであろう。昭和氏は戦後の食糧難を乗り切ると、次には栄養教育、栄養行政の点でも大きな足跡を残した。昭和二八年、課長に昇進し以後約一〇年間、戦後の栄養改善運動を先頭に立って積極的に推進した。氏はどんな食哲学を持っていたのだろうか。

氏の著書『栄養随想』（昭和三四年、医歯薬出版）には、「米を食う人々の性格と麦を食う人々の性格は自ら異なるところがあって、前者の、在るから食うといった考え方に対し、後者は、食うから在るのだといった考えをもっている。これは共にその食べ物から来る考え方であって、前者が諦観的、消極的なのに反し、後者の方が進歩的、積極的ではなかろうか？」と書かれている。氏はその理由として米は美味で容易に嗜好を満足させるので「米を食う民族が容易にその生活環境になれて、積極性を失うもととなるのではなかろうか？」という。

逆に小麦はどうか。

「それのみの食生活では決して美味でもなく、それ以上のものを欲し、小麦食以外のものをとることを要求して、嗜好し生産するといった積極的な意欲を働かせ、進取的に努力するといった方向に進むことが、結果において、小麦のみには満足しないで、さらに異なった食べ物を欲するという傾向になってきている」。

「小麦粉それ自体をそのまま捏《こ》ねて食べたところで一向に美味しいものではない。そこで何とかうまく食う工夫はないものか？　牛乳や乳製品を副《そ》えたらどうか、肉を副食として食ったらどうか？　野菜のスープと一緒に食べたら食べられぬものかといった具合に、大いに工夫して、今日の小麦中心の食生活文化が発達してきたものである」。
米食民族よりも欧米人のように麦を食べる粉食民族のほうが進歩的、積極的であるとの認識は問題であろう。また、「米中心の食生活は、最も簡易にして工夫を要せぬ生活となる故、思考、考案といったものからは自然と遠ざかる。即ち、科学的な工夫、発達といったものは進まなくなる」と述べている。

米作りは春の苗代《なわしろ》作りから始まり田植え、水の管理、田の草取りから秋の刈り入れ、そして脱穀、籾すり、精米等々、朝早くから夜遅くまで村人総出の厳しい労働が続き、八十八もの手間がかかるといわれるほど大変な作業の連続である。多くの農民が力を合わせ、知恵を出して協力してこそ豊かな秋の実りを迎えることが出来るのである。確かに味がいいからおかずは少なくてすむという面はあるが、「最も簡易にして工夫、発達……は進まなくなる」ものだろうか。

その土地、その地方に最も適したまさに風土に合った種々の料理が作り出されてきた。「思考、考案から遠ざかる。即ち、科学的な工夫、発達といったものは進まなくなる」としたら、各地に伝わる風土食、郷土食という素晴らしい日本の食文化は生まれなかったであろう。

大磯氏はさらに「勢い、生活は簡単、消極的となり、従って金もかからず金の要求も少ない。その結果は残念ながら、貧乏につながってくるのである。即ち、米を食うという生活は人をして消極的になり、勤労意欲を消滅し、従って貧乏になる。貧乏になれば、肉や魚や野菜などを購《あがな》う力がないから、やはり廉《やす》い米ばかりをたら腹食うということになり、その結果は、必然的に睡気《ねむけ》をもよおし、思考する方向に頭脳が働かぬということになる」としている。

つまり米を食べると頭脳低下をきたすという訳で、これは慶応大学医学部教授の林髞《はやしたかし》氏の迷著『頭脳――才能をひきだす処方箋』（光文社、昭和三三年）で述べられているいわゆる米食低脳論（後述）と同じ見解である。日本の戦後の栄養改善を推し進めた大元締めの栄養課長の見解がこのようなものであるとすると、戦後の「米よりも麦」という粉食奨励策が熱心に推進されたのもよくわかる。栄養課長自ら日本人は米ではダメだと言っているようなものだ。日本人が長年苦労して作り続けてきた米が本当に頭脳低下の原因とは思えない。

さらに氏は「この因は、この果を生み、米を食う習慣は貧乏と一つの環をなして回転しているように思われる。東南アジアにすむ一〇億の米を作り、米を食う民族は、等しくこの運命にさらされていると思う」と述べている。あまりにも一面的な見方といわざるを得ない。

さらに「この人達は、あまりにも米中心の食生活のため、そこから必然的に生まれてくる栄養欠陥を身につけて、体力は欧米の小麦食の人々に劣り、寿命は短く、乳幼児の死亡率は高く、結核やトラホームなどの慢性病、また胃の酷使による胃腸病は著しく多い。その上精神的にもねばりの強い積極性を欠き、発明、発見、工夫なども残念ながら欧米人よりも少ない」と述べている。米食が必然的に栄養欠陥を生じ短命で、乳幼児の死亡率が高く結核やトラホーム、胃弱の原因であるとは思えない。欧米ではアジアには少ない、いわゆる欧米型の病気であるガン、心臓病、糖尿病等が多いし、米食民族が精神的に弱いとするのはいかがなものか。氏は、欧米人は体力、精神力、さらには文化などあらゆる面で先進的、進歩的であるという思い込みがあり、あまりに欧米崇拝的な傾向が強いように思う。

さらに「こうした民族的な性質と運命は、決して先天的に遺伝したものとは思われず、その食生活に大きな原因が潜んでいるのではないかとは、つねに、欧米人によって指摘されているところである」と書いている。

長年その民族ごとの食習慣の違いが種々の文化の違いを生んできたことは確かだが、健康上の優劣をも作ったとする見解を氏が持っていて、それが米食と麦食の違いであり、米食民族より麦食民族のほうが優れていると氏が認識しているとすると、結局日本人は米を捨てて麦を食えと勧めたくなるのであろう。

さらに「私どもをはじめ、東南アジアの各民族、これらはみな米を中心とした食事をする民族であるが、これらの民族が、今後地球上で西欧の民族と肩を並べて繁栄していくためには、どうしても、この米とのきずなをどこかで断ち切らなければならない」とまで言い切り、米よりも麦という栄養改善の必要性を強調している。そして「従って出来得る限り米食を減じて、進んで小麦食を併用することに努め、自然と食生活上の栄養的な工夫を身につけるよう心がけるべきだ」

というのである。

これが戦後の「栄養改善運動」を指導した立場の人の見解だとすると、戦後世界に類をみないほど急速に食生活が欧米化した理由がよく理解できる。日本人の食生活を何が何でも米から麦へと転換させたかったのである。改善運動の柱の一つは粉食奨励策で、日本にパン食を根付かせることでもあった。日本ではほとんど産出されないパン用小麦（強力粉）だけに、全量を輸入に頼らねば不可能という粉食奨励策は正しい運動の進め方であろうか。改善運動の結果、日本人は今欧米型の病気に苦しんでいる。

また戦後食生活は急速に欧米化したというのが一般的な見方だが、これに対して大磯氏はどのような見解を持っていたのだろうか。

『人口・食糧そして栄養はどうなる』（大磯敏雄、第一出版）によれば「更に近ごろ、わが国では、食生活が欧風化したとか洋風化したとかいう言葉をよく耳にする。（中略）肉類の使用は、欧米の国は日本の三～四倍も多く、牛乳・乳製品に至っては、とうていその比ではない。油脂もまた大変な開きがある。ただ、魚介のみが一番異なっているといえよう。これを要約すれば、今日といえども、日本人の食物パターンは欧米のものとは大変異なっていて、決して欧風化したとはいえない状態である。（中略）いわんや現状を見て欧風化したうんぬんなどといえる状況でも無いことで、決して嘆かわしいことではない」と述べている。

この本が出版されたのは昭和五二（一九七七）年で、その頃の食生活は戦前に比べかなり欧米化していた、というのが大方の識者の一致した見解だ。大磯氏は厚生省の栄養課長として戦後の「栄養改善運動」の先頭に立ち、日本人の食生活を欧米並みにすることに全力を挙げてきた。その大磯氏がこの時点の食生活を欧米化したとは認めないその真意はどこにあるのだろうか。この頃は病気が欧米化し、その原因が欧米化した食生活にあると言われだした頃である。戦後、自分の食哲学に基づいて米よりもパンを勧め、一生懸命良かれと思って推進してきた栄養改善運動の結果が欧米型病気の蔓延とは認めたくないのであろう。さらに「各国の畜産消費の統計では、日本での肉と、乳の消費がなんと貧弱であるかがうかがわれよう。しかし卵の消費のみが、ようやく西欧なみとなってきたといえる」として欧米と比べてまだまだ肉類、牛乳の消費が貧弱だと嘆いている。

「最近は日本人の動物性たんぱくの摂取量がとみにあがって、全摂取たんぱく量の凡《おおよ》そ半分を動物性たんぱくが占めるようになった。このことは栄養知識の普及もさることながら、やはり経済的なゆとりがそうあらしめたことであろう。（中略）そして牛乳の消費が少ないのは、日本とビルマだとはよくいわれて来たことで、世界の七不思議の一つだったが、このところ、戦後三〇年の牛乳消費の伸びは素晴らしいものであって、もはや昔の七不思議の話は過去のものとなりつつある」。

氏は厚生省の栄養課長として戦後の「栄養改善運動」の先頭に立ち、洋食材料普及に全力を挙げてきただけに、その結果に満足しているようである。しかし同時にその足元が危ないことに懸念を示している。

「こうした動物性食品の伸びは、国民栄養の面から見れば喜ばしい現象ではあるが、実は、この数字になるためには一方で、おびただしい量の飼料を外国から輸入してようやく賄《まかな》っているのが実情である。この輸入飼料に依存する割合は、にわとり九〇%、牛六〇%、豚八〇%といった工合であるので大いに考えさせられるところである」。

戦後の栄養行政の責任者として日本人の食生活を欧米並みに引き上げることを目標に活躍してきたが、そうすることが良かったのかどうか、最近の欧米型疾患の急増、若年層への広がりをみるにつけ栄養指導は大事なところで間違えたのではないかという気がしてならない。食生活を欧米に近づけたことが果たして日本人の健康増進に寄与したのだろうか。

パン食普及活動

粉食奨励のかなめになるのはパン食の普及である。日本人にとって戦前まであまり馴染のないパン食はどのような過程で広まっていったのであろうか。キッチンカーが厚生省の外郭団体、(財)

日本食生活協会の活動であったのに対し、パン食普及は農林省の外郭団体、(財) 全国食生活改善協会が活躍した。

昭和三一(一九五六)年、同協会はアメリカ側から三八二万円の活動資金の提供を受け、製パン業者技術講習会事業を請け負った。地方のパン職人数十人が東京に集められ、アメリカ人製パン技術者の指導でアメリカ式の製パン技術を伝授された。この指導を受けたパン職人は地方に戻り、地方都市でアメリカ式の製パン技術講習会を開くことが義務付けられていて、製パン技術を広める先兵になったのである。

初年度一年だけで全国で二百会場、一万人のパン職人がアメリカ式製パン技術を学び、数年のうちにアメリカ式製パン技術は日本全土に広まり、この事業は大成功であった。

同協会はさらに翌年、粉食奨励の宣伝広告事業をアメリカから七三三〇万円で請け負った。パン食普及の大々的な宣伝活動である。この資金の一部を受け取ったパンの業界団体、全日本パン協同組合連合会(全パン連)は全国パン祭りキャンペーンを企画し、新聞、テレビ、ラジオ、さらには宣伝カー、セスナ機まで使って全国的にパン食普及の大宣伝活動を繰り広げた。

学校給食のパン食支給(次章参照)などに加えてこれら一連の活動が成功し、日本においてパン食は完全に定着した。日本では産出できない強力小麦(硬質小麦)から作られるパンが、今や米に次ぐ第二の主食となった。これが食生活の改善といえるのかどうか大いに疑問であろう。主食のほぼ全量を輸入に頼らねば成り立たないなどというのは不安定な食糧政策であろう。米を中心とした日本の食文化の伝統はあっさりその一角が崩れたのである。

パン業界以外にも麺類、洋菓子の業界団体がこの資金提供を受け、アメリカ小麦普及のためにマスコミを通じて大々的に小麦粉製品の宣伝活動を繰り広げた。麺類の原料は中力粉(中質小麦)で、昔から日本でも生産されていたが、安価なアメリカ産小麦に押され次第に麺類もアメリカ産中力小麦が使われるようになっていった。

当時日本では、秋に稲刈りの終わった水田に今度は麦の種をまき翌春に収穫をするという水田二毛作が全水田面積の六割ほどで行なわれ、麦類の生産は四百万トンほどあったが、安価なアメリカ小麦の流入で次第に作付けをあきらめ生産は急速に減少していった。

また洋菓子協会の宣伝が功を奏したのか、この頃から洋菓子が次第に普及しだした。しゃれた感じの洋菓子は多くの国民にアメリカ的な雰囲気を感じさせ、まさに近代的な食スタイルの象徴ともなっていた。洋菓子の原料である薄力粉(軟質小麦)もアメリカからであった。

かくして現在では小麦の自給率は数%で、九割以上をアメリカなど外国からの輸入に頼っている。農林省はこの頃から国内産の小麦、大麦の安楽死に手を貸していたのである。復興資金獲得のために麦生産農家が犠牲にされたのだが、PL四八〇法案は日本人の食生活だけでなく農業をも大きく変えていったのである。

小麦だけでなく大麦も、そして大豆も現在九割以上を輸入に頼っているが、粉食奨励策がその大きな原因となったのである。大麦は麦飯として炊飯用に使われるが、パン食普及で米の消費が伸び悩むにつれ、食用としても次第に需要が少なくなり、加えてアメリカ産の安価な大麦が流入すると、農家は生産意欲を失っていったのである。

畜産農家の育成にもアメリカは力を入れた。アメリカ式の大量飼育の畜産技術研修のため日本の酪農家がアメリカに招かれ大規模な牧場施設の見学ツアーが組まれた。トウモロコシ、大豆、大豆カス、フスマ、コウリャン、大麦などの配合飼料を効率よく与え、短期間で家畜を太らせる効率的な飼育法が伝授された。牛、豚、ニワトリのエサは以前はワラや草、生活のあまり物というわゆる粗飼料であった。日本の畜産業はその程度のものであった。しかしアメリカが意図したのは、大量の穀物飼料を必要とするアメリカ型の規模の大きな畜産業を日本で育てることであった。

幸い厚生省の栄養改善運動で、肉類、卵、牛乳、乳製品等の動物性蛋白質の摂取が勧められている。体位向上を願う親たちの気持もあって、今後日本で畜産業は大幅に増えるとの読みがあった。粗飼料ではなく、アメリカ産のトウモロコシ、大豆、コウリャンなどの穀物飼料を大量消費してくれるアメリカ型畜産業の普及は、余剰農産物処理の観点からも重要な戦略であった。

今、その戦略も成功し、現在日本が必要とする穀物飼料のほとんどは、アメリカからの輸入に頼っている。トウモロコシは年間千六百万トンの輸入で、自給率を押し下げる最大の要因になっている。「アメリカ小麦戦略」は単に小麦だけに留まらず、その影響は広範囲にわたっている。

米攻撃のキャンペーン

食糧難時代の粉食奨励策は米不足を補う代用食としての運動であり、小麦の利点を強調することはあっても米を攻撃するものではなかった。ところが昭和三〇年代になると「米は塩を運ぶ車」という標語により、米には塩が不可欠で、これは高血圧の原因となるとして米の消費にブレーキをかけるというように、米自体の問題点が声高に叫ばれるようになってきた。「米は悪玉、麦は善玉」式の啓蒙が、キッチンカーや保健所の料理講習会でまことしやかになされた。

(財)日本学校給食会は、約五七三五万円の活動資金をアメリカ側から受け取り、学校給食の地方への普及活動費に当てたが、その活動の中でこんなPR映画を作った。全日本パン協同組合連合会(全パン連)が後援して作った『いたちっ子』という映画である。

あらすじは次のようなものである。

「ある田舎町に二つの小学校があった。山場の小学校ではまだパン給食が始まっておらず、子供たちは米ばかり食べているので、腹のでっぱった『いたち』のような体つきをしていた。一方、すでに学校給食を始めている町場の子供たちは体位向上がめざましく、山の子供たちを見つけては『いたちっ子』とバカにするのであった。山場の小学校の先生たちはパン給食導入の意義を盛んに説いたが、父兄には米づくり農家が多く、給食説明会にさえ集まらない。

Aさんはその典型的父親で、『親がつくったご飯を持たせてどこが悪い』と頑固な態度を変えなかった。そんなある日、東京へ就職したばかりのAさんの長男が結核で倒れた。Aさんは『栄養がかたよっていたためだろうか』と不安になる。そして、町内マラソン大会の日がやってきた。Aさんの次男は山場の代表選手である。号砲一発、次男は快調にスタートを切るが、父親の声援も空しく途中で息切れし、遂に地面にうずくまってしまう。頑固なAさんも、これで納得した……日の丸弁当ではダメなのだ。こうして山場の小学校にもパン給食が始まることになり、『いたちっ子』とバカにされることもなくなった。めでたし、めでたし」(前掲『アメリカ小麦戦略』)。

パン食の優位さを強調するあまり米食非難をこのような形で訴えるのはいかがなものか。確かに日の丸弁当では栄養的に問題があるが、それは米自体に問題があるのではなく梅干一個というおかずの摂りかたに問題があるのであって、それをもってパン食が優れているということにはならない。容易には受け入れがたい筋立てである。

この映画を作った(財)日本学校給食会は文部省の外郭団体で、パンとミルクの完全給食を地方に普及させるために種々の啓蒙活動をしていた。給食会がアメリカ側から受けた資金の使途については文部省は監督責任があるので、文部省も当然この映画制作に当たっては事前に映画の内容を承知していたと思われる。教育的配慮を欠いた映画といわざるをえない。

朝鮮戦争後の経済復興もあり国民所得も徐々に上昇し、高度経済成長の時代に入ろうとしていた。食生活も栄養改善運動の影響で洋食化の方向へ動き出していた。そして米食の欠点を強調し、パン食化を推し進める声が医学者からも出てきた。

昭和三三（一九五八）年、慶応大学医学部教授の林髞《たかし》氏が『頭脳』という本を出した。その中で氏は「親たちが白米で子供を育てるということは、その子供の頭脳の働きをできなくさせる結果となり、ひいてはその子供が大人になってから、又その子供を育てるのに、バカなことを繰り返すことになる」という。つまり親が子供を白米食で育てるのはバカなことといっているわけで、ここから米を食べるとバカになるという「米食低脳論」が生まれ、これが一人歩きして他の学者の一部も同調するなど、米よりもパン食をという主張に拍車がかかった。

さらに林氏は「よほど変わった子供でない限りは、パン食のほうが好きだという。叱りつけられて白米を食っている現状をみると、好きなパンで育ててやり、立派な子供にしてやりたいと誰しも願うに違いない」「米食をすると頭脳が悪くなる。日本人を西洋人に比べると二割方アタマが悪い。ノーベル賞の受賞者が日本人に少ないのもそのためだ」、さらには「日本は水田を全廃して総パン食をめざせ」（同前）とまで言い出した。

また「米食民族は一歩遅れる」という項で、小麦を主食としている国は欧米の先進国がほとんどで、逆に米を主食としている国として日本、中国、フィリピン、ベトナム、ジャワ、スマトラ、インド、パキスタン、アルジェリア、エチオピアなどの開発途上国を並べ、最後にホッテントット（アフリカ南西部の民族）をあげている。こうなると栄養学に基づく主張というより欧米崇拝や民族的偏見を持ち出して何が何でもパン食を推進させたいという意図があらわで、とても学者の見解とも思えない。

著者の肩書きが慶応大学医学部教授ということになると影響力が大きいわけで見過ごすことはできない。この本は発売後三年で五〇版も出てマスコミの注目するところとなり、当時林氏は製粉、製パン業界主催の講演会などに引っ張りだこだったという。小麦食品業界が印刷した『米を食べるとバカになる』というパンフレットは、講演会場で数十万部も配布されたという。粉食奨励を医学者の立場から「科学的」に訴える林氏の見解は、厚生省や関連業界にとっては頼もしい助っ人に映ったことであろう。

しかし国学院大学の樋口清之教授は著書『こめと日本人』（家の光協会、昭和五三年）の中で、この林氏の説について「それ以前の日本人にはこんな間違った説は生まれなかった。これは林さんの犯罪とも言える説である」と厳しく指摘している。

この林学説に同調した研究者も多く、米を食べると「癌になる」「高血圧になる」「太る」等の俗説も出た。また朝日新聞のコラム「天声人語」ではこんなことが書かれた。

「胃拡張の腹一杯になるまで米ばかり食うので、脚気や高血圧などで短命なものが多い。津軽地方にはシビガッチャキといって、めし粒を食ったコイや金魚のようにブヨブヨの皮膚病になる奇病さえある。日本では米を主食というが、今の欧米人は畜産物が主食で穀物が副食物だ。五十年前まではアメリカの農民も穀物のほうを多く摂ったが、今では肉、牛乳、卵などの畜産物を主食にするのが世界的な傾向だ。その点では日本は百年も遅れている」(昭和三二年九月三日)。

粉食奨励の運動が効果を上げてきたせいだろうか、世論は米よりもパンという流れになり、さらに欧米流の食生活に対する崇拝ムードが浸透してきた。日本は「百年の遅れ」を取り戻そうと必死に食生活改善に走り出していた。食生活は常に欧米との比較で論じられるようになっていた。もうそこには日本の伝統的食生活に対する関心は消えうせ、目は完全に欧米のほうに向いていたのである。

「天声人語」はさらにこんなことも書いている。

「国民栄養白書によると去年は脚気の患者がかなり増えたそうだ。豊年続きの半面、白米食に逆戻りして、ビタミンB_1の欠乏を招いたからである。戦後、粉食が普及して脚気も少なくなったが、かつては日本人の『国民病』だった」「米のめしは確かにうまい。腹ごたえもある。安上がりに満腹感を得るのは米のめしに限る。〝貧乏人は麦を食え〟とかつての蔵相は言ったが、むしろ貧乏人の方が米だけをたくさん食べるものだ。単一食なら米のめしが一番安くてうまく、腹の足しになるからだ。が、白米食によるB_1欠乏からくる何らかの栄養欠陥症は全国民の二五%、四人に一人もいるというから恐ろしい。近年せっかくパンやメン類などが普及しかけたのに、豊年の声につられて白米食に逆戻りするのでは、豊年も幸いとばかりはいえなくなる。としをとると米食に傾くものだが、親たちが自分の好みのままに次代の子供たちにまで米食のおつき合いをさせるのはよくない。ミネラルも一般に不足しがちだが、ちかごろ駅などで牛乳をガブガブのむ人が多くなったのは、体質改善には良き風景である」(昭和三三年三月一一日)。

さらには「栄養審議会では日本人の『食糧構成』について厚生大臣に答申を出した。一口にいうと、米麦を減らして小麦の粉食をふやし、農家では油脂類を自家消費できるように増産し、有色野菜をもっと食べるとよい、ということにある」「池のコイや金魚に残飯ばかりやっていると、ブヨブヨの生き腐れみたいになる。パンくずを与えていれば元気だ。米の偏食が悪いことの見本である。若い世代はパン食を歓迎する。大人も子どもの好みに合わせて、めしを一日一回くらいにしたほうがよさそうだ」(昭和三四年七月二八日)と米食批判、パン食奨励の論調である。

昭和三〇年代後半から米の消費は下降線をたどり、小麦消費がそれに反比例して増えていくのである。

アメリカの市場開拓費は他にも多岐にわたって使われた。テレビの料理番組を利用して小麦の宣伝にも乗り出した。アメリカは製粉協会と共にスポンサーになり、週一回の一五分番組「家庭で出来る小麦粉料理」（TBSテレビ、昭和三六年一〇月から）を企画し小麦の宣伝に活用した。デパートでの麺類やホットケーキの製造実演、試食の催し、洋菓子職人の講習会、カリフォルニア・レーズンの学校給食用への売り込み活動、ぶどうパンの宣伝活動、ビスケットの雑誌広告掲載等など、アメリカ農産物の市場開拓、宣伝活動は昭和三〇年代を通じ数百の事業がオレゴン小麦栽培者連盟との間で契約され実行された。

オレゴン小麦栽培者連盟はその後、西部諸州の小麦栽培者組織を統一し、アメリカ西部小麦連合会と改称した。他の州も加わって日本への小麦売り込みはさらに加速されることになったのである。

アメリカが意図したPL四八〇法案による余剰農産物処理は、日本において大きな成功を収め、日本人の食生活も食文化も、そして農業をも大きく変えた。アメリカ農産物の永続的な輸出は、厚生省が意図した栄養改善運動の後押しを受けて所期の目的を達したのである。そして次章に見るように、アメリカは学校給食にも深くかかわることになってその成功を決定的なものにしたのである。

第三章　学校給食とアメリカ余剰農産物

援助物資で学校給食始まる

ＰＬ四八〇法案による第一回目の余剰農産物交渉締結によって、日本は学校給食に対する食糧贈与として五五億円（一千五百万ドル）分のパン用小麦、脱脂粉乳などの現物贈与を受けた。財政難で学校給食が危機的状況になっていた時だっただけに、日本はアメリカからの食糧援助でパンとミルクの完全給食を拡大する裏づけを得たのである。幼児期に食べたものは一生その味を忘れないと言われる。アメリカはパンとミルクの味を幼児期に覚えさせることで、アメリカ農産物は将来の消費が約束されたのである。

この条約による学校給食用の贈与分は、初年度（昭和三二年）で小麦一〇万トン、ミルク七千五百トンとなり、その贈与分に加えて輸入分、国内産合わせた給食計画は、三一年度初年度一八万五千トンで、小学生六三八万人、中学生五〇万人、保育所五七万人、合計七四五万人の給食が始まった。前年に比べ小学生は一一八万人分増えたほか、初めて中学生にも実施され、父兄負担分も若干軽減された。学校給食でパンとミルクの味を覚えた学童たちが今社会の中枢にいて、パン、ミルク、肉類という欧米型食生活は定着している。「アメリカ小麦戦略」も「栄養改善運動」も成功したのである。

アメリカと学校給食の関係は深いものがあるが、終戦直後の食糧難の時代にさかのぼってその経緯を述べておきたい。

一九四五年八月の終戦後、未曾有の食糧難に見舞われ、しかもその年、米が大不作で、餓死者も出て政情は不安になった。一〇月には集団疎開していた学童たち六〇万人が廃墟の東京に戻ってきたが食べるものがなかった。翌年、国連救済復興機関（UNRRA、アンラ）の代表者で元アメリカ大統領のフーバー氏一行が来日、学童たちの栄養失調に驚き、GHQ（占領軍総司令部）マッカーサー元帥に学校給食の速やかな実施を進言した。

これがきっかけとなり、総司令部の公衆衛生福祉部長クラフォード・F・サムズ大佐が、学校給食実施に向けて精力的に日本側と折衝を開始した。しかし学童に回す食糧は乏しく、文部、厚生、農林、大蔵各省との数度の折衝も不調であった。サムズ大佐は困窮の末アジア救済公認団体「ララ」に救いを求めた。当時戦争で疲弊したアジア諸国民に援助の手をさしのべるアメリカの民間団体「ララ」（LARA, Licensed Agencies for Relief in Asia）は、アメリカ各地からの援助物資を日本等アジア地域に送り届ける活動をしていた。「ララ」はアメリカの宗派を超えた宗教団体や労働団体など一三団体が集まって作ったボランティア組織で、戦乱で窮乏に陥ったアジア各国へ善意の援助をしていた。折衝の末、「ララ」保有の食糧の一部を学校給食用に回してもらうことになった。それに米軍放出の食糧で学校給食開始の目途《めど》が立った。

そこで一九四六年一二月、文部、厚生、農林次官共同で、「学校給食実施の普及奨励について」の通達が各地方自治体の長に出された。この三省次官通達は、戦後の学校給食実施の基本的性格・方向を示すものとして歴史に残る重要な通達といわれている。その内容の概略を述べてみたい。

その冒頭で、「学童の体位向上並びに栄養教育の見地から、ひろく学校において適切な栄養給食を行うことは、まことに望ましいことである。今般政府は連合国総司令部の好意に基づき学校給食用として食品等を漸次国民学校に対し特別配給して、全国的に学校給食実施の強化拡充を企画することになった。都道府県においては左記事項に留意し、地方の実情に即応する恒久的な学校給食施設の普及に万全の策を講じ、之《これ》が徹底に遺憾なきよう期せられたい。命《めい》により通牒《つうちょう》する」

とある。「通牒」とは書面をもって通知することで、通達と同じ意味である。

以下要点をまとめると、

一　昭和二二年一月から実施できる学校から漸次開始し、最終的には全児童を対象とする。

二　少なくとも週に二回以上の実施を義務付ける。

三　児童一人当たり一食分の栄養必要量として、概《おおむ》ね熱量六百カロリー、蛋白質二五グラムとして、これに脂肪、カルシウム、鉄、ビタミン等の適量を特別配給する。

四　実施校に対し、差し当たり動物性蛋白質を特別配給する。

五　給食設備費、専任職員の人件費は、国庫から補助される。

六　都道府県においては、学校給食関係者、学識経験者からなる学校給食委員会を設置し、必要な事項の調査及び指導、資材配給に関与すること。

七　学校においては、学校当事者、保護者、その他の関係者からなる学校給食実行委員会を設置し、給食施設の運営にあたること。

八　学校給食の教育的効果として、栄養改善による健康の保持増進と疾病の予防、栄養知識の普及、咀嚼の習慣、食事の作法、偏食の矯正、家庭における食生活の改善、郷土食の合理化。

などをあげている。

ララ委員会の好意ある寄贈食糧でやっと実施の目途がついただけに、日本側関係者の喜びは大きかった。この通達が出て一〇日ほどした一二月二四日、総司令部、ララ委員会及び日本政府関係者列席の上、東京麹町の永田小学校でララ寄贈の食糧品の贈呈式が行なわれた。文部大臣田中耕太郎はアメリカ側関係者に深い感謝を述べ、サムズ大佐もこれに応えて日本側の協力に謝意を表し、二人は感動的な固い握手を交わし、学校給食は始まったのである。

この一二月二四日は学校給食にとって記念すべき日となり「学校給食感謝の日」としてその後数年間、全国的に感謝の行事が行なわれた。その後、学校の冬期休暇の関係上一ヶ月遅らせて、一月二四日から「学校給食週間」として種々の記念行事が行なわれている。

こうして昭和二二（一九四七）年一月から学校給食は始まったが、この時のアメリカ側の善意の食糧援助、実現にいたるまでの種々の努力は記憶されるべきであろう。全国の都市部の学童四一三万人が恩恵を受けることになったのである。給食設備と実施体制が急いで整備され、同年(財)日本学校衛生会が発足（昭和二五年に日本学校給食会となる）、翌年三月には実施校六九六一校、学童数は四八五万人を超えた。

さらに昭和二四(一九四九)年一〇月から翌年一二月までの一年二ヶ月間、ユニセフ(UNICEF、国連児童緊急基金）からの寄贈ミルクの支給を受け、学童一人当たり百グラムの脱脂粉乳が給食された。これはかなり多い量で、栄養士さんはその消化に苦労したという。また二六（五一）年一月からララ寄贈の脱脂粉乳の支給があった。

元駒場高校主事の金野三行氏は「ララ寄贈のミルクによって給食を実施した頃の苦心」と題する一文を『学校給食十五年史』（学校給食十五周年記念会編、昭和三七年）に寄せている。それによると、「施設、設備に対する公費の補助や負担は全くなく、ＰＴＡの乏しい予算から捻出していた時代であったから、平釜が給食料理後直ちにミルク沸かしに早変わりした。（中略）然し配給されたミルクは常に乾燥十分な、粒子の細かい、白いものとは限られていなかった。泡だててもまじらないものもあり、黄色いつぶつぶが下に淀んで、かき廻してもかき廻しても焦げてしまうのもあった。これは生徒にミルクへの期待よりも、一杯だけは必ずという責任の重圧を感じさせることともなった。（中略）ララ寄贈による一杯のミルクが生徒に登校の期待と、安らぎや和らぎを与えたその効果は、やがて夜間学校給食法の制定となり、普及率も年々上昇してきている。ここに至るまでのララ寄贈ミルクの布石的役割を忘れてはならない」と記している。

学校給食に対する食糧援助は、この「ララ」のほかにアメリカ側からガリオア資金供与も大きく寄与した。戦後の食糧難の時期にアメリカは、占領地住民の最低生活を維持し、社会不安と疾病を防止することを目的としたガリオア資金（占領地救済資金、GARIOA, Government and Relief in Occupied Areas）を日本側に供与した。学校給食に供された小麦粉もこの資金が元になっている。

昭和二〇（一九四五）年一一月の小麦供給に始まり、全体の六割以上が小麦、米などの食料輸入に当てられ、その他、綿花、肥料、石油などの原料物資など、二一六（四六）年六月まで後述のエロア援助を含めて総額約二〇億ドル、年平均三億ドルを日本は供与された。まさに干天《かんてん》の慈雨《じう》で国会で感謝決議がされたほどで、ララ援助物資と共に日本の窮状を救った貴重な供与であった。エロア資金（占領地経済復興援助資金、EROA, Economic Rehabilitation in Occupied Areas）は昭和二四（一九四九）年七月からガリオアの枠内で日本に供与され、総額はガリオア全援助の一割強で主として工業原料の輸入に当てられた。

こうして初期の学校給食は、ララ援助物資、米軍放出食糧、ユニセフ寄贈ミルク、それにガリオア資金などの援助と多くの関係者の努力があって実現し継続されてきた。アメリカをはじめとする各国から善意に基づく救いの手がさしのべられたことを、飽食の今こそ伝えていくべきであろう。

パンとミルクの完全給食

学校給食がこれら援助を得てパンとミルクという完全給食になるにあたり、昭和二四（一九四九）年七月、保健体育審議会令が制定され、その審議会の中に学校給食分科会が設けられた。そこで学校給食の栄養面や施設面などの問題について審議されたのであるが、脱脂粉乳については動物性蛋白質、カルシウム等の補給に望ましいとしてその有効な活用を答申している。

牛乳から脂肪分を取り除いて粉にしたのが脱脂粉乳で、アメリカでは主に家畜のエサとして利用されている。脂肪分はバターの原料として使われる。脱脂粉乳は味は良くないが蛋白質、カルシウムは生乳とほぼ同じで学校給食で利用されることになった。当初は栄養を考えてというより食糧難解消のためであったが、学校給食においては次第に脱脂粉乳（のちに牛乳）の効用が盛んに説かれるようになった。

中でも香川栄養学園の創立者香川綾氏は、牛乳の効用を力説し、その普及に人一倍熱心であった。その著書『栄養学、我が半生』（女子栄養大学出版部、昭和六〇年）の中で「ここで牛乳・乳製品を第一群としたのは、昭和二二年から学校給食が始まると、牛乳（当時は脱脂粉乳）が著しい栄養効果を上げていたからです。その頃、私も各地の学校を見て回りましたが、一年前にはおできができていた子、栄養失調でたっていることもできなかった子などが、見違えるほど元気に成長していました。それで良質のタンパク質を含むものとして、ぜひ牛乳を日本人の食事に加えたいと思いました。しかし、まだ牛乳や乳製品は日本人になじみが浅かったので、〔五つの食品群の中の〕第一群にしてこれを強調した食事法にしました」と戦後いち早く牛乳を奨励した。香川栄養学園では昭和二三（一九四八）年頃「五つの食品群」、その後「七つの食品群」、「四つの食品群」、そして現在は「四群点数法」という独特の栄養指導をしているが、いずれの場合も第一群に乳・乳製品をおきその重要性を強調してきた。

戦前までなじみの薄かった牛乳は戦後の学校給食を通じて学童たちに、栄養ある食品として奨励され、今では「牛乳神話」といわれるほどその効用は高く評価されてきた。しかし当時はまだ牛乳の栄養学上の問題点についてはほとんど認識されていなかった。この点については、第Ⅱ部第六章で後述する。

牛乳と共に定番となったパンも戦前までは常食されていたわけではない。パンの原料である強力粉は日本ではほとんど産出されず食卓に上ることはなかった。それがアメリカからのパン用小麦の贈与などで、学校給食ではパンが支給されることになった。昭和二〇年代半ば頃から次第に米の生産も上がり、ご飯給食が可能な時期になっていたが、財政難やアメリカからの小麦贈与もあってパン給食は次第に定着の方向へ向かっていた。

昭和二五（一九五〇）年四月、国民食糧及栄養対策審議会はパン食について、「学童に対する給食は原則としてパン給食とするものであり、一週三回以上はパンを与えるべきである」「パンを作る材料として脱脂粉乳を用いることも望ましい」、脱脂粉乳については、「原則として二二グラムを一合位に溶かし、飲みやすく工夫を加えて給与するのであるが、この外、前期の如くパン、ビスケット、フレーク等に幾分添加するのもよいし、濃く溶かして副食にかけて用うるもよい」と答申している。パンとミルクという給食は、審議会の答申の線が生かされ長く栄養指導に反映された。

昭和二五（一九五〇）年には、ガリオア資金による無償の米国寄贈の小麦粉が支給され、パンや麺類に加工され、八大都市の小学児童に給食された。パンとミルクを主にした完全給食が、この時期から本格的に始まった。

この完全給食は父兄にも好評であったため、文部省は八大都市だけでなしに全国の小学校に拡大することになり、総司令部に協力を要請した。学校給食の出だしがアメリカ頼みだったことに加え、当時はまだ占領下でもあり、給食の地方拡大も総司令部の承諾が必要であった。ところが総司令部は、「日本政府が今後ともこの完全給食を強力に推進する確約をしなければ許可しがたい」旨を通告してきた。

それまで学校給食に対して、アメリカ側は善意の食糧援助をしてきたが、この頃から次第に将来の日本を見据えて、学校給食用の食糧をビジネスとして売りこもうと考えるようになってきたのではないか。そろそろ占領期間が終りに近くなってくるとアメリカ軍は本国に引き上げ、次第に日本に対する影響力は薄くなっていく。それを見越して占領期間中に日本側に「完全給食を強力に推進する確約」を求めたのではないかと思われる。

翌年には占領期間が終り、日本は独立国となる予定だったが、そうなると学校給食でパンとミルクという給食を離れ、ご飯給食への道がないわけではなかった。第一章で述べたように、当時アメリカは余剰農産物の滞貨が心配されていた時期でもあり、日本が独自の学校給食を始められても困る、と考えても不思議はない。パンとミルクの給食を続けてくれる限り、将来アメリカの有望な農産物市場になってくれるはずである。アメリカとしては、日本が独立後もパンとミルクという給食を続けて欲しい、というのが本音だ。

日本側は、次のような閣議諒解を二五（一九五〇）年一〇月、総司令部に回答した。「学校給食及び保育所給食は、終戦後の最も食糧事情の悪化していた時に、連合軍総司令部、特にアメリカの絶大な援助を得て実施され、児童の体位向上と新しい民主的な教育並びに保育の目標達成に重要な役割を果たしつつある。しかしまだ、この指導の方法なり設備の点なりにその改善を要することも少なくないが、学校給食は重要な教育施設であり、また保育所給食は重要な保育内容であるから、日本政府は将来これが育成に努力を払う」として、事実上パンとミルクの完全給食を将来にわたって約束したのである。

閣議諒解だけに重みがあり、以後日本はこの約束に縛られることになった。給食関係者、栄養関係者はこの閣議諒解を歓迎した。当時財政難で、学校給食を円滑に存続させるにはアメリカの協力が不可欠であったことに加え、粉食奨励は栄養関係者の望むところであり、学童にパンとミルクを永続的に提供できる確かな道がアメリカ側の後押しで確定できれば栄養改善運動に弾みがつく、と考えていたのである。

また身分保障の不確かだった学校給食に携わる多くの人の法的立場が確立されるべく学校給食

法の制定が急がれていた時期でもあって、この閣議諒解が出される一週間前には全国から三百名余の給食関係者が東京に集まり、第一回学校給食研究協議会が開かれ、自主的給食が行なわれるよう法的措置を国に要請していた。

こうして学校給食は、パンとミルクの完全給食が定番となり長く続くことになった。その意味でこの閣議諒解は、学校給食において重要な節目だったのである。

日本独立で学校給食の危機

一九五一年サンフランシスコ講和条約締結により、日本は戦後の占領体制に終止符を打ち、形の上では独立国となった。と同時に、同年六月末をもってガリオア資金援助は打ち切りとなった。学校給食はガリオア資金に頼っていたこともあり、政府は給食関係の予算捻出に苦労したが、財政難の折、父兄や給食関係者からは不安の声も出た。敢えて閣議において、七月以降も学校給食を継続することを宣言しなければならないほど厳しい情勢になった。

その閣議発表では「昭和二五年一〇月二四日の閣議諒解の趣旨に従い、学校給食を昭和二六年度も継続し、文部大臣がその普及奨励を計る」としている。パンとミルクの給食継続を望んだアメリカの作戦勝ちであった。

この政府決定に際しては、池田勇人大蔵大臣はガリオア資金打ち切り後は、国庫負担を打ち切って学校給食は父兄が負担すべきと主張、一方天野貞祐文部大臣は、半額国庫負担を主張して対立した。これは二六年度補正予算と二七年度予算がほぼ同時に審議されていた関係もあって大きな問題に発展した。二七年度予算については従来の国庫補助を大幅に減額することになり、その結果父兄負担が増すため、学校給食実施校約三千校、児童数二一〇万人が給食を辞退することになり、学校給食最大の危機といわれた。

そこで文部省は二七（一九五二）年三月二九日「昭和二七年度の学校給食実施方針」を発表し、特定の学校に小麦粉とミルクを配給し、不足する食材については各地方の現地物資を活用するようにと要請した。給食費を抑えるための窮余の策である。農林省は農漁村の地元産物を安価で供給する法的措置をとったものの、給食費の値上がり分をカバーできず給食辞退者は増える一方であった。

加えて二八（一九五三）年は、大水害、台風、冷害などの自然災害が続発し、農業面で大きな被害をこうむり農産物供給に困難をきたした。学校給食の法的裏づけが乏しいこともあって厳しい情勢となっていた。

こんな経緯もあって、学校給食の法制化が強く要請されてきた。二九（五四）年、政府は学校給食法を衆議院に提出し、大達茂雄文部大臣は文部委員会での提案理由について、「わが国の現下の食糧事情から申しまして、今後国民の食生活は粉食混合の形態に移行することが必要であると思うのですが、米食偏重の傾向を是正し、また粉食実施に伴う栄養摂取方法を適正にすることは、なかなか困難なことでありますので、学校給食によって幼少の時代において教育的に配慮された合理的な食事に慣れさせることが国民の食生活の改善上最も肝要であると存じます」と述べている。

「米食偏重の傾向を是正し」とは、米ばかりではなくパン食を勧め、「教育的に配慮された合理的な食事に慣れさせる」とは、栄養改善運動で推し進められている欧米型の食生活を学童のうちから覚えてもらうということである。この年PL四八〇法案がアメリカで成立して日本は調印し、学校給食用の小麦一〇万トン、脱脂粉乳七千五百トンの贈与を受けている。日本は危ういところで、またもアメリカに救われたのである。

アメリカはPL四八〇法案の締結によって日本側に総額五五億円の小麦、脱脂粉乳の援助をするに際し、日米間で次のような取り決めをした（昭和三一年二月、「現物贈与の細目取扱に関する日米交換公文」）。

① アメリカは給食用小麦粉を四ヶ年に四分の一ずつ漸減して贈与する。（初年度十万トン、四年次二万五千トン）

② 日本政府は四年間にわたり、年間十八万五千トンレベルの小麦給食を維持すること。

つまりアメリカは日本側にPL四八〇法案締結による学校給食用の小麦援助をする条件として、むこう四年間は総量で一八万五千トンの小麦粉（パン）給食を日本側が維持すること、そのうち初年度はアメリカ側が無償で一〇万トンを現物贈与するが、一八万五千トンに足りない分の八万五千トンは日本側がアメリカから有償で購入しパン給食を維持すること、翌年度からは毎年アメリカの無償援助は二万五千トンずつ減らしていくが、一八万五千トンに足りない分は日本側がアメリカから購入し、必ず一八万五千トンのパン給食は四年間続けること、というのが条件であった。

学校給食の危機が叫ばれていたおり、アメリカからの無償援助で一息ついた日本は大喜びしたが、それ以上に喜んだのはアメリカであった。パン給食が四年で終わるものでないことをアメリカ側は充分承知の上であった。日本側はこれ以後、学校給食パン協同組合、民間大型製パン工場などの相次ぐ設立で、パンの大量供給体制が出来上がっていったのである。もうパン給食から後戻りできない状況になっていたのである。

アメリカの余剰農産物はまたも見事に活用され、以後日本ではパンとミルクの給食が定番となり長く続くことになった。以上のような経緯で、学校給食はそのスタートから定着までアメリカと深くかかわりあってきたのである。

「小麦戦略」はアメリカの謀略か

「アメリカ小麦戦略」の経緯をみると、アメリカは余剰農産物を日本に売り込むために日本人の食生活を根底からひっくり返すというひどいことをした、という受け止め方が多い。アメリカの謀略であったという人も少なくない。

しかし冷静に考えると、アメリカを一方的に非難するのは適切ではない。「アメリカ小麦戦略」で実行された全ての事業は、日本側と入念な協議を重ね、日本側が納得、了承した上で契約書を交わし、それに基づいて行なわれたのである。例えば昭和三一〜三二年、厚生省の外郭団体（財）日本食生活協会は、キッチンカーの製造・運行に要する第一期分の費用六八四〇万円をアメリカ側から受け取り、日本側が製造・運行するという契約を交わしている。この事業推進のために急遽、（財）日本食生活協会が設立され、アメリカ側はオレゴン小麦栽培者連盟という民間同士で契約を交わすという形になり、日米とも政府は表に出なかった。

同じく農林省の外郭団体（財）全国食生活改善協会は、オレゴン小麦栽培者連盟と三八八二万円で製パン技術者講習会事業を契約、二二四四万円で生活改良普及員研修事業、七三三〇万円で粉食奨励の広告宣伝事業を請け負い、文部省の外郭団体（財）日本学校給食会は、オレゴン小麦栽培者連盟と五七三五万円で学校給食の農村普及拡大事業を請け負っている。

これらの栄養改善運動のための資金は全てアメリカ側が出したものであるが、いずれも契約にのっとって行なわれた事業である。このお膳立てをし協力したのは、日本の厚生省・農林省・文部省であり、資金を出したのはアメリカ農務省で、日米双方とも政府が深くかかわった事業であった。

アメリカがこの契約に意図的に違反したことをしたのなら確かにアメリカは非難されるべきだが、実際は契約に基づいて全て契約どおりに行動している。だから法的にはアメリカが非難されるべきところは全くない。栄養改善運動の資金の出所はアメリカだということは、ほとんど国民には知らされなかったものの、政府や関係者は全て承知の上で調印したのだ。

アメリカが日本人の食生活を変えようとしたことは事実であるし、余剰農産物を有効に使ってうまく日本市場を獲得したのも事実である。しかしどういう意図で行なおうときちんと契約を結んでお互いが納得した上で行なわれた行為である以上、その一方だけが非難されるのはおかしい。日本はアメリカにだまされたという人もいるが、だまされるような契約を結んだ日本側に非があるのだ。つまりだまされた方が悪いのであって、法的にはアメリカは何の落ち度もない。そこを忘れて一方的にアメリカを非難することはできない。

ただ法律論とは別に、アメリカ側の巧妙な戦略があり、また当時の日本側関係者が、アメリカの余剰農産物に頼って日本人の食生活を変革したいと望んだ結果、食生活が大きく変化していったのだ、ということだけは充分認識しておく必要がある。そのことがほとんど知られていないので、急速な食生活欧米化の原因が分からず、その是非についても的確に論ずることができないのだ。つまり「栄養改善運動」は、純粋に栄養学的見地からのみ行われたのではないということを知っておくことが大事である。

戦後の食生活がおかしくなったとしたら、その責任は日本側にある。当時の政府も栄養関係者も、このアメリカからの資金提供を歓迎した。そこに大きな問題があるのだ。つまり日本人の食生活を欧米型にすることが健康に寄与すると思い込んでこの作戦を支持したのである。良かれと思ってやったことが今になってみると、本当に日本人の健康に寄与してきたのか大いに疑問があるのだ。そのことの反省なしに一方的にアメリカのみを非難すべきではない。この「小麦戦略」については、アメリカ側では「サクセスストーリー」として語られている。特にアメリカ農民にしてみれば、政府は良くぞやってくれたと、その活動を高く評価している。

戦後の「栄養改善運動」のために、日本側がアメリカから受け取った膨大な資金の出所については今も昔もタブーになっていて、その真相を知る人は少ない。戦後の食生活の変化を語るとき、この問題は非常に大事な点だと思い、栄養学の世界で大きな影響を与えてこられた東畑朝子先生にこの資金の出所について尋ねたことがある。その時先生は人差し指二本を口の前でバッテンさせて、「このことはみんな隠したがっているんですよ」とタブーであることを正直に語ってくれた。その理由は、アメリカ側からの資金提供だったため、当時の栄養関係者としては出来ればこの話は伏せておきたい気持なのだということだった。確かに誰も語らず、書かず、残さずという状態で、この問題に関する資料・文献は極めて少ない。しかしこの大事な点を抜きにして戦後の栄養学、食生活について語ることは不可能である。今こそ当時の関係者はその全体像を明らかにすべきではないだろうか。どの国の食生活もその国、その地域で産出される産物を基礎にして食形態が形成されるのが大原則で、最初から外国の農産物をあてにした食糧政策、栄養教育は本末転倒といわざるを得ない。食糧自給率が先進国中最低の四割に落ち込んでいる大きな原因は、「栄養改善運動」で欧米型食生活の優位性を信じ、普及、奨励したことにある。

まずそのことのしっかりした反省が必要ではないか。

第II部 日本人の食生活と栄養学

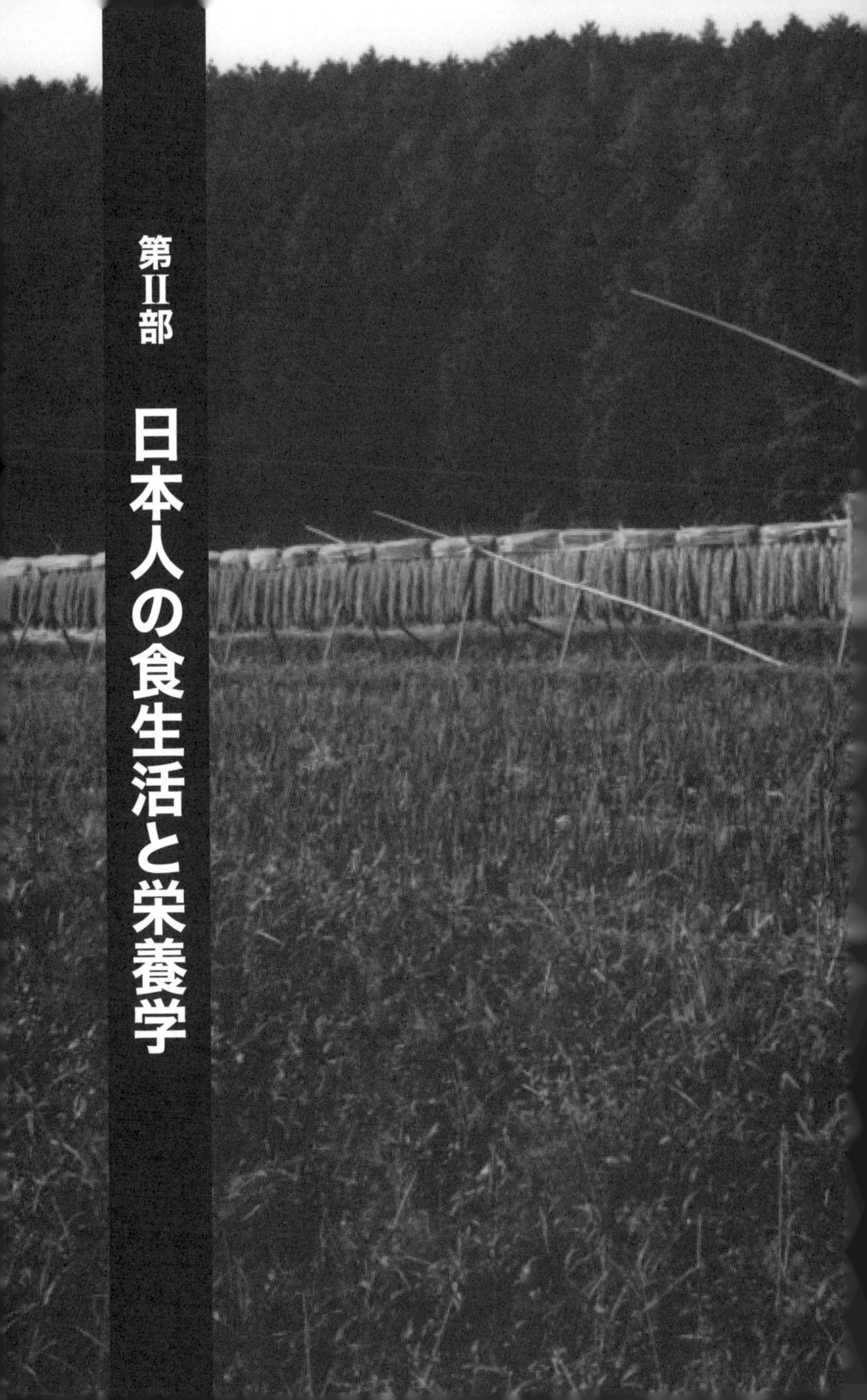

第四章　脚気論争と主食論争

米食偏重への懸念

「アメリカ小麦戦略」がこれほどまでに成功したのは、日本側の栄養関係者による欧米型食生活に対する盲目的ともいえる厚い信頼があったために他ならない。同時にそれは戦前までの日本の伝統的な食生活に対する不信感、疑問が根強く生まれていたことの裏返しでもあった。

戦後、栄養関係者が日本人の食生活で一番懸念したのは「米食偏重」ということだった。ご飯の食べ過ぎの割に少ないおかずが問題だとされた。あまり米ばかりに偏ることなくパン食を導入すべきだとして「粉食奨励」策を打ち出した。粉食とは主にパン食のことで、戦後アメリカからパン用小麦の援助を受けたこともあり、パン食普及に熱心だった。

粉食奨励策は終戦直後の食糧難時代には米に代わる代用食という意味合いもあったが、米の生産が上がり充分食べられるようになってからも、この政策は昭和二〇〜三〇年代を通じて絶えることなく続いた。特に昭和三〇年代を過ぎるとパン食の普及が熱心に行なわれた。日本人は長い間米を作り食べてきた米食民族ともいえるが、その米に対して当時の栄養学者たちは何故不信感を抱き、米食偏重を戒め、粉食奨励を言い出したのであろうか。アメリカ小麦戦略だけでは説明がつかないのだ。

戦後の食生活の変化を理解するには当時栄養学者がどういう理由で「米食偏重」に警鐘を鳴らしたのか、何故「ご飯に味噌汁、漬物」ではなく欧米流の食生活を望んだのか、その理由を知る必要がある。そしてそれは、日本人が一体米と長い間どのようにかかわってきたのかを知るとよく分かってくる。

日本人は数千年の昔から米を作り、米を食べてきた米食民族である。これについては異論もあり、必ずしも米食民族とはいえないのではないかとの指摘もある。日本人が米だけを常食できるようになったのは近代になってからのことで、むしろ長い間、米・麦・アワ・ヒエ・キビ・イモ類などの混食が多かった。多くの農民は米は作るが半分は税として取られ、自分たちは米よりもむしろ雑穀主体の食事だった。だから米食民族とはいえずむしろ米食願望民族だという説もあるのだが、とはいえ米作りの歴史は長く、過酷な労働を通じて日本人の生活、文化、社会、政治、経済、歴史、風俗、習慣、芸能、さらには体質、性格、行動様式、思想等などが形成されてきたといっても過言ではない。長く米にかかわってきたことが日本の歴史を作ってきたのである。

稲作が大陸から日本に伝えられたのは弥生時代と言われていたが、最近ではさらに数千年さかのぼって縄文時代前期（約六千年前）という説が有力だ。当時の貝塚から、稲の葉に含まれる微小なガラス質の成分（プラントオパール）が発見されていて、予想よりかなり古い時期から稲作は始まっていたらしい（『朝日新聞』一九九九年四月二一日）。新しい遺跡の発見ごとに渡来時期はさかのぼってきた経緯があり、さらに古い時代からということも充分考えられる。それだけ長く日本人は米とかかわってきたわけで、他の雑穀より味のいい米はとりわけ熱心に栽培されてきたのではないかと思う。

米は高温多湿で雨が多いという日本の風土に合っていて、春の種まきから秋の収穫まで皆が協力してまじめに手順を踏んで栽培していけば安定した収量が見込めるという理想的な食糧であった。それだからこそ長い間安定して主食の座を保ちえたのである。

米作りは個人の力で出来ることではなく、田の造成、治水、灌漑、田植え、草取り、収穫等など多くの人が一つになって力をあわせてこそ出来る共同作業である。お互いに協力し助け合うことの大切さを米作りは教えている。「和」を尊び、突出することを嫌い、まわりに合わせ、何事も一生懸命にやるという日本人の性格は、正にこの米作りの長い経験の中から生まれ育ってきたのであろう。

日本人は長い間米作りに深くかかわってきたにもかかわらず、戦後米を中心とした食生活が懸念されたのはその食べ方にひとつの理由があった。そのことを知ると戦後の栄養学や食生活の成り立ちがよくわかってくるのである。

米はどのようにして食べられてきたか

日本人は昔から米とのかかわりが深いにもかかわらず、残念ながら今我々は米の知識に乏しく、米を軽んじるようなところがないだろうか。ある講演会場で、聴衆の一人に糠と胚芽の区別がわからない、胚芽米と分づき米の区別がわからないと言われた。中には玄米を精米すると白米になるということを知らない若いママさんもいて驚かされた。小学校の時からもっと米に関する教育をすべきではないかと痛感させられる。

秋に収穫した稲には籾のついた状態の籾玄米が実っている。まず脱穀機で稲からその種実である籾玄米を取る。籾玄米は籾すり機にかけられ籾殻が剥離され玄米と籾殻に分離される。その玄

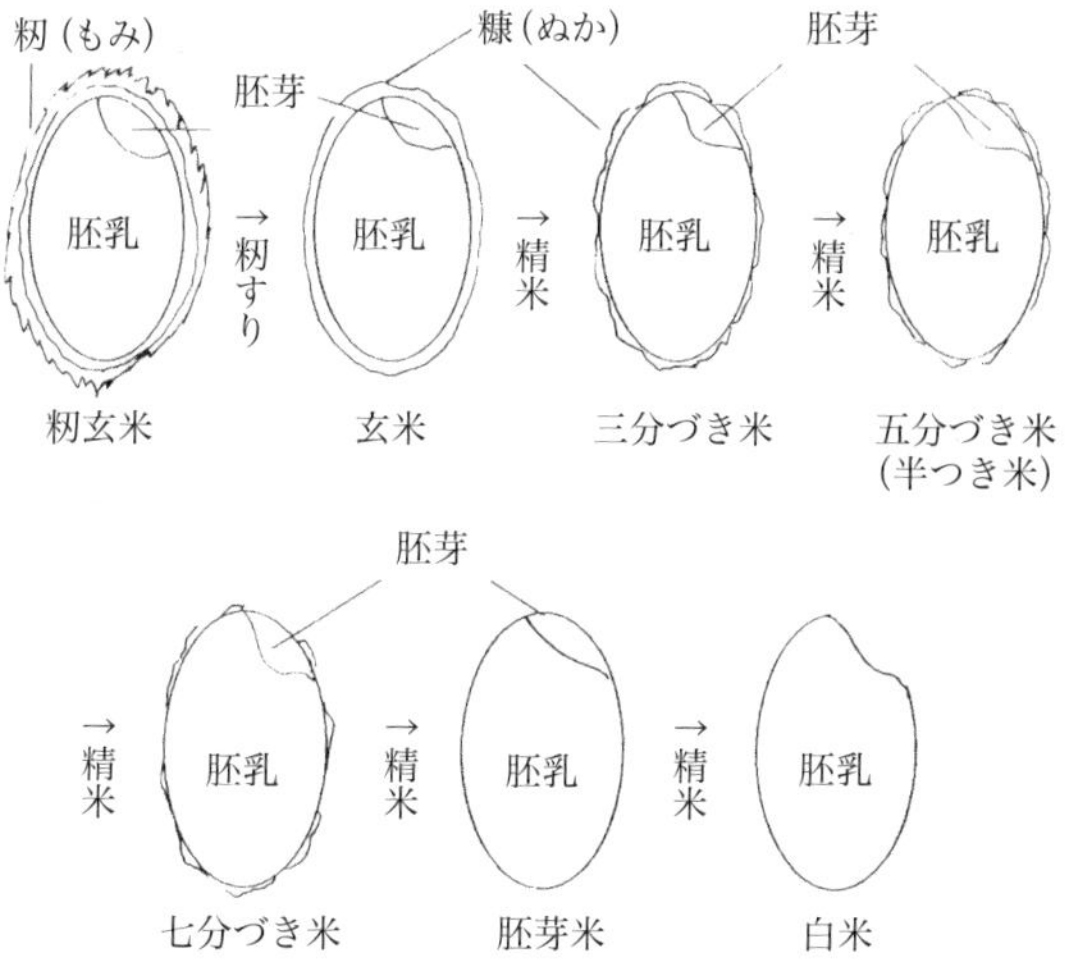

米の精米過程

米を精米機にかけて周りの糠層を少しずつ削っていく。

精米する過程で糠の三分《さんぶ》（三〇％）を削り取れば三分づき米、五分、つまり半分取れば五分づき米（または半つき米）、さらに精米し糠の七分を取れば七分づき米、さらに糠のすべてを取り胚芽だけ残したのが胚芽米、その胚芽も取り去ったのが白米で胚乳と呼ばれる部分である。**（図参照）**

現在は脱穀から精米までの過程は全て機械で行なわれ、消費者には直接その作業内容は見えにくい。米屋さんやスーパーの店頭できれいにパックされた米を買えば、どのようにして白米になるのかなど考えることもない。精米された米を購入している限り、脱穀とは、籾すりとは、そして精米とは……等の作業を詳しく知る必要もない。それだけに米の知識が乏しくなるのも無理はない。

現在我々の多くは白米を常食している。しかし文献などから見ると昔は玄米食であった、というのが定説になっている。しかしここに疑問がある。今我々が玄米というと糠も胚芽も完全についている状態をさす。そういう米を昔の人は食べていたと思いがちだが、実際にはそうではなかったと私は見ている。

現在のような純粋な玄米ではなく、糠層を少し削った二、三分づき程度の分づき米だったのではないだろうか。実は些細に思えるこのことが、日本人の昔からの食生活を考える時とても大事な点なのである。

昔の人が米の収穫後、米を食用にするまでどのような農具で、どのような作業をしてきたのかをつぶさに見るとその辺の事情が見えてくる。上記の精米過程を念頭において、昔の収穫後の作業を見てみたい。

脱穀、籾《もみ》すり、精米の作業

稲刈りをした稲は、昔は数日間天日干しで自然乾燥された。乾燥が不充分だと長期の保存に耐えられないので、備蓄にまわす米は充分乾燥されたことと思う。現在はほとんど熱風乾燥機によ

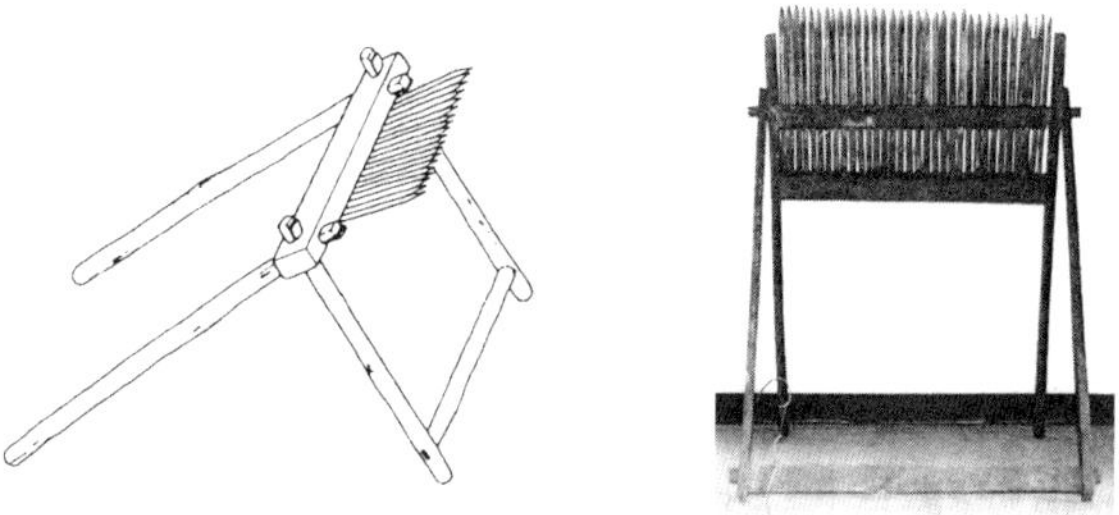

千歯こき（町田市立博物館編集・発行『多摩の民具　江戸時代の農具』）

る人工乾燥なので、味が悪いと指摘する人もいる。

この稲から籾玄米を分離（脱穀）するには、竹を縦にいく筋も割ったほうきのような形の道具（扱管《こきくだ》）、あるいは二本の棒の一端をワラなどで結び、その間に稲の穂をはさんで籾玄米を扱き落とす扱《こ》き箸《ばし》で、ちょうどクシで髪をすくようにして稲穂から籾玄米を分離する。あるいは刈り取った稲をムシロの上に束ねて棒で叩いて分離した。この棒打ち作業に使われる棒は唐竿《からさお》、クルリ棒、ボ打棒等と呼ばれ、二メートルほどの棒の先に回転する棒や竹を取り付け回転させながら打ち下ろすという道具で、米、麦など種々の穀類の脱穀や籾すりに重宝で長く使われてきた。戦後になってからも農家の庭先ではよく見られた風景である。江戸時代に千歯こき（**図参照**）、そして明治末期になると足踏み式脱穀機の登場で脱穀作業の効率は一段と向上した。

この脱穀が終わると次は籾すりの作業に入る。ムシロの上での棒打ちによる脱穀作業の延長で籾は次第に取れ、籾すり作業となる。臼も籾すりの作業に使われた。臼には穀類、豆類等を粉にする石製

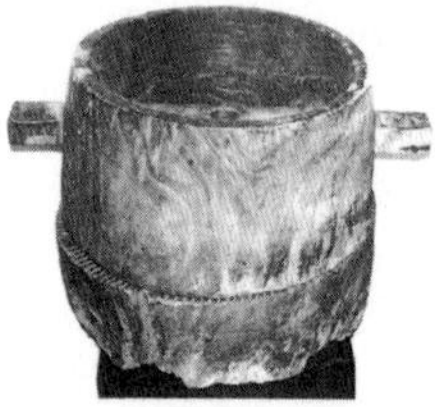
籾すり臼
（前掲『多摩の民具　江戸時代の農具』）

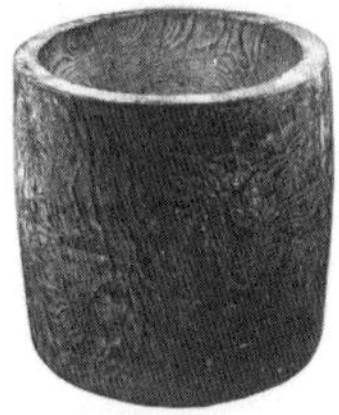
搗き臼
（天野武『民具のみかた』第一法規出版）

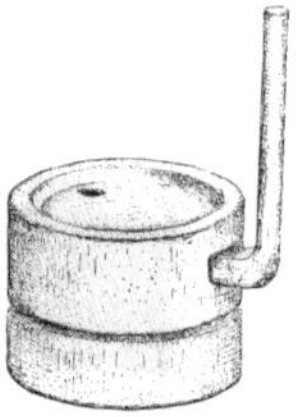
ひき臼
（三輪茂雄『臼』法政大学出版局）

の「ひき臼」、つまり石臼製粉機と、穀類の脱穀、籾すり、精米、餅つきなどに使う「搗《つ》き臼《うす》」があるが、さらに江戸時代になって籾すり用の木製のひき臼が生まれた。いずれも重要な農機具として長く使われてきた。

　籾すり作業で長く使われてきたのは搗き臼で、籾玄米を臼に入れ杵《きね》で突いて籾を剥離するのである。籾という字は米ヘンに「刃《やいば》」と書くことからわかるように、刃物でないと切れないというくらいこの籾の部分は堅く繊維質が多いので、食用にはならず何としてでもはがしとる（剥離《はくり》）必要がある。

　今は昔と違い優秀な電動籾すり機があり、籾《もみ》玄米を機械に投入すれば籾だけをきれいにはがし取った玄米を作ることが可能である。今我々が玄米というとこの状態をさす。つまり糠も胚芽も百パーセント完全に残っている状態である。

　しかし昔はこのような純粋な玄米を作ることが出来たであろうか。籾玄米から籾を取るには一粒一粒手でこすって剥離することも出来る。そうすれば糠、胚芽が完全に残っている現在のような純粋な玄

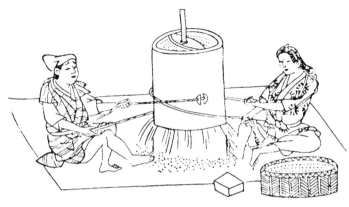

籾すり作業（前掲『臼』）

米を作ることは可能である。しかし一食分の何百粒、何千粒の籾を全て手で取っていたのではあまりにも時間がかかり過ぎて効率が悪い。おそらくそうはしてなかっただろうことは容易に想像出来る。

普通は収穫した稲をムシロなどに置き棒で叩いたり、臼に入れて杵で突いたりしたのである。さらに後になって木製のひき臼式の籾すりの道具が登場した。いずれの場合も完全に籾を玄米から剥離するには充分に籾玄米を棒で叩いたり、杵で突いたり、ひき臼を交互に反復回転させたりして籾をはがし取っている。

この作業ではムシロや臼の中には籾のとれた状態の玄米と、まだ籾の取れてない籾玄米が混在している。この時、籾の取れた玄米だけを簡単に取り出すことが出来ればいいのだが、一粒一粒籾の取れた玄米だけを選んで取り出すことは時間がかかり過ぎてほとんど不可能に近い。

すると混在の状態で籾のついている籾玄米の籾を取ろうとして、さらに棒で叩いたり、杵で突いたりすることになる。のちのちの作業効率を考えると、この段階でなるべく多くの籾を取っておく必要がある。できれば最後の一粒まできれいに籾を取って全て玄米の状態にすることが望ましい。

すると先に籾の取れた玄米は少しずつ糠層の部分が削られていくことになる。つまり籾すりが目的の作業であっても、精米の工程が重なってしまうのだ。臼の中では少しずつ糠の取れた玄米と、まだ籾のついたままの籾玄米が混在し、籾すりと精米の作業が同時進行する、ということになる。

先に籾が取れた玄米は少しずつ糠が精米されてゆき、一分、二分、三分と糠も次第に取れて分づき米になっていく。なにしろここまでの作業で玄米は充分すぎるほど叩かれ、突かれ、すり合わされたりの過程を経ているのである。玄米の表面が全く無傷ということは考えられない。

こうして全ての籾すりが終わった段階では、玄米は間違いなく二〜三分づきの分づき米になっている。それから玄米と籾殻をふるい分ける作業に入る。籾は軽いので息を吹きかけると簡単に空中に舞い上がり、籾だけを飛ばして選別することは出来る。しかしそれでは息切れして長くは続かない。普通は大きなザルに入れ何度も空中に投げ上げ風を利用して籾だけを飛ばす「風選《ふうせん》」という作業をして籾を飛ばす。

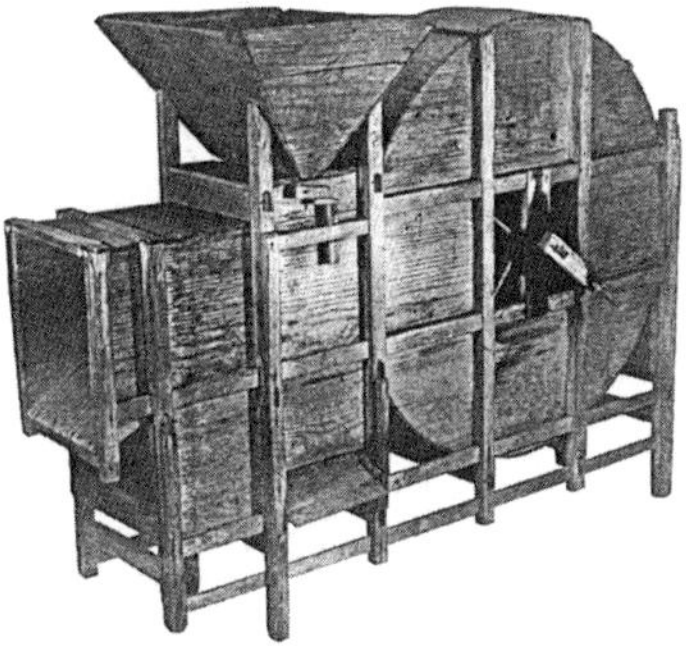

唐箕
（前掲『民具のみかた』）

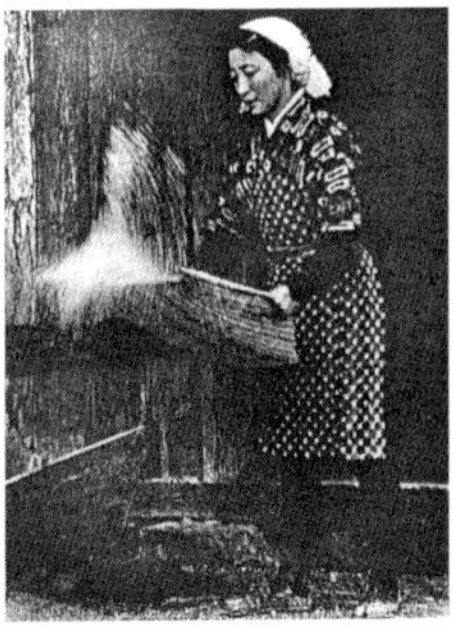

風選作業
（渡部景俊『農を支えて――農具の変遷』秋田文化出版）

江戸時代になると中国伝来の唐箕《とうみ》という風選の為の農具が登場するようになった。ちょうど扇風機のように板でできた羽を回転させ、人工的に風を送って穀類の軽重を選別する農具である。ゴミや割れ米、くず米、籾殻などを風力で飛ばし選別するのである。この風選作業で玄米と籾を選別し籾が飛ばされると、後に残ったのは二〜三分づきの米ということになる。

これらの作業工程から見ると、昔は今のような完全な玄米を作ることはほとんど不可能だったということがわかる。日本人は長い間このような分づき米を食べてきたはずで、決して今のような純粋な玄米ではなかった。だから昔は玄米を食べていたという定説は正確ではなく誤解が生ずる。

便宜上、昔の人の食生活を説明する時に玄米食という言い方をしても、実際には二〜三分づき米であったと解釈すべきであろう。本書でも以後便宜的に「昔の人の主食は玄米食だった」という言い方をすることもあるが、正確には玄米に近い分づき米と理解して欲しい。

なお、稲から籾玄米を取る作業を脱穀というが、さらに籾玄米から籾を取る作業（籾《もみ》すり）も同様に脱穀ということがある。臼の中ではその二つの作業が同時進行していたため、食用になるまでの一連の作業を脱穀と称したのであろう。

風選して得られた玄米（分《ぶ》づき米）をさらに杵などで突いたりして精米すると、三分づき米、五分づき米（半搗《つ》き米）、七分づき米、最後には白米になる。しかし白米にまで精米すると糠、胚芽の部分が削られ次第に重量が目減りしていくので、米が貴重な時代にあっては過度の精米は好まれなかったのではないだろうか。

それ故なるべく搗き減りの少ない三分づきか、せいぜい五分づき程度で食べていたのではないかと思われる。分づき米は糠層への水の浸透が良いため完全な玄米に比べると煮炊きも早く燃料の節約にもなる。昔はその分づき米に麦、アワ、ヒエ、キビなどの雑穀、イモ類の混食で、日本人の主食は長い間このようなものだった。

精米過程で得られる糠は糠漬けの原料になり、これは日本人の伝統的な食文化の原点ともいえる発酵食品の大事な材料である。

脚気《かっけ》の発生

江戸時代中期、元禄（一六八八～一七〇四）の頃になると、それまであまり経験したことがないような奇病が主に江戸、大阪、京都等の都市部で頻発するようになった。「脚気」である。脚気といっても今では死語に近く、どんな病気か知らない人も多くなってきた。初め、足から症状が出やすいことから、脚の病気ということで脚気と中国でつけられた病名である。むくみが出たり足の神経が麻痺して歩行困難となる。

ところがさらに病状が進行すると足だけの症状ではなく、全身の倦怠感、無気力感、脱力感、意欲減退、食欲不振、眠気、だるさ、浮腫《むくみ》、嘔吐、動悸、錯乱、逆上等などの症状が出て、立っていられず座り込み、何もする気になれずしまいには寝込んでしまう。ブラブラ病と称されることもあったほどで、とにかく何もする気も判断力も無くなり、意欲がわかず昼間からブラブラして仕事にならず、鬱《うつ》状態となる。

今では脚気は白米常食によるビタミンB_1不足によって引き起こされる神経障害とわかっている。つまり神経の働きが麻痺してしまい、自分の意思で体を思うように動かせなくなる病気なのだ。

戦後は脚気は無くなったと思われているが、これらの諸症状をよく見ると、最近の若者におお

水稲めし 100g 中のビタミン B_1 含有量

（食品成分表・五訂版）

種　類	含有量
玄　　米	0.16 mg
半つき米	0.08 mg
七分づき米	0.06 mg
白　　米	0.02 mg

※白米は玄米に比べ、ビタミン B_1 は8分の1、半つき米の4分の1に減る

むね共通した現象ではないだろうか。無気力、無感動、無関心という三無主義、立っていられずに地べたに座り込むジベタリアン、根気も集中力も忍耐力もなく何かとキレやすい現代の若者の姿を見ると、まさに脚気の特徴的な症状なのである。

その兆候はすでに三〇年ほど前からあらわれていて、昭和五一（一九七六）年の栄養食糧学会で鳥取大学の高橋和郎助教授がこんな発表をした。「ここ数年の外来患者に原因不明の神経炎が発生している。特徴として手足、特に下肢の末端がしびれたり、力が弱くなって歩けなくなる。二十〜三十メートル歩くのに二〜三分もかかる。中には筋肉が萎縮して細くなったり、心臓が肥大して心音に雑音が交じる人もいる。手足や顔がむくんで、押すと弾力がなくなりへこんでしまってなかなか元に戻らない。いろんな検査の結果脚気と判明した」というものだ。

その後、同様な報告は日本神経学会、日本循環器学会などいくつかの学会で話題となり、鹿児島大学、京都大学、熊本大学、三重大学、東邦大学のほか九州厚生年金病院、高知県立中央病院等からも報告された。飽食の今、若者の潜在脚気が増えていて、脚気は決して過去の病気ではな

いのだ。多くの若者が半脚気状態、あるいは脚気予備軍の状態にあるといっても過言ではない。非常に危険な状況にあると思うのだが、しかし脚気の知識が乏しく、何か他の原因だろうと安易に薬に頼ってしまう。最近のサプリメントブームにそれが現れているような気がする。

深く静かにしかし確実に進行している脚気だが、食生活がこれだけ「豊か」になった現代では、克服された過去の病気と思い込んでいることや脚気の知識に乏しいことなどから、なかなか思いつかない病気なのである。中には病院で脚気と診断されるまでに三年もかかった例もあるという。つまり医者でさえも診断が困難なのである。ましてや一般の人が簡単に脚気だと判断できないのも無理はない。しかし実際には我々が考える以上に病状が進んでいる現代人が多いと考えるべきであろう。

それだけにこの脚気問題を深く考察することで、若者のみならず現代人の多くが抱える健康上の種々の不安について、何か解決の糸口が見出せるのではないかと思う。その意味でこの脚気問題は古くて新しい研究対象でもある。

脚気はさらに症状が進むと、ついには心臓の神経が麻痺して心臓麻痺で死亡するという恐ろしい病気でもある。脚気で死亡することもあるというと意外に思う人もいるかもしれないが、脚気は全身の神経障害の病気で最終的には心臓を取り巻く神経の働きが鈍り、心臓不全（心不全）で死亡するのである。戦前まで脚気死亡者は多い年で年間一〜三万人を出し、結核と並ぶ国民病であった。脚気による心臓発作ということで昔は脚気衝心《しょうしん》と称し、症状が進むと短期間で死にいたることが多かった。

徳川家光、家綱も脚気に悩み、十三代将軍家定は脚気衝心で悶死、続く十四代家茂も二十歳の若さで脚気に苦しみ、上段の間から下段の間まで転がり落ちて同じく脚気衝心で死んだ。漢方医、蘭方医等多数の御典医の手厚い看護も空しく将軍二代が相次いで脚気で死んだということは、いかに手ごわい病気であったかを雄弁に物語っている。当時はまだ脚気の原因が白米常食であるとはわかっておらず、したがって確たる治療法も見出せず、ひとたびかかると死をも覚悟する病気として恐れられていた。

「米食の歴史は脚気の歴史」ともいわれたほどで、日本、中国、アジア一帯の米食民族に顕著に見られる病気であり、西洋には少なかった。日本で脚気が文献に現れてくるのは奈良、平安時代である。脚病、あしけ、脚の気、かくびょう等の記録が見られ、白米を常食できた一部の上流階級から脚気の流行は始まった。普通、病気というのは満足に食事も摂《と》れない庶民、貧民から発生することが多いが、脚気は逆に白米を常食することが出来た上流階級から起こるのが常であった。

奈良、平安の頃になると米を税として徴収する制度が定着し、多くの米が支配層に集まり贅沢が出来るようになった。米は麦やアワ、ヒエ、キビ等に比べると格段に味が良く、上流階級は米だけの食事を楽しむことが出来た。それが権力の象徴でもあった。米が豊富にあるということは搗き減りの心配などする必要もなく、五分づき、七分づき、さらには白米にまで精米して食べることが可能であった。玄米食の強飯《こわめし》に対し白米飯は姫飯《ひめめし》とも言われ、殿中《でんちゅう》の女性たちには特に好まれたようだ。

姫飯の常食で当然脚気は上流階級から発生しその後も長く悩まされたが、雑穀が主体の多くの庶民、農民にはほとんど発病はなかった。ところが江戸時代、天下統一がなされ、いくさの無い平和な時代が長く続いた元禄の頃になると、人心は緩み、江戸、大阪などの都市部では衣食に贅をこらす風潮が広まり、白米の食習慣が庶民階級にまで広まり、とたんに体に種々の異常が出てきた。

武士は馬にも乗れず、町人も階段を登れずといった状態で全く仕事にならない。江戸勤番の地方武士や地方から上京した丁稚小僧などは、仕方なく国元に帰される始末であった。ところが国に帰って玄米、雑穀などの食事をすると、たちまち病状は回復して元気を取り戻す。そしてまた江戸に向かう。ところが江戸でしばらく働くうちにまた脚気症状が出て仕事にならず国元に帰される。するとたちまち全快してまた江戸に戻る。この繰り返しであった。

江戸に来ると発病するということで脚気のことを江戸患《えどわずら》いとも称した。関西では大阪腫《おおさかば》れ、京都では三日坊《みっかぼう》などと俗称し、主に都市部での発症が顕著であった。主食が白米か玄米かという食べ方の違いが原因であったが、当時はその簡単と思える理由が容易に分からなかったのである。それだけに治療法も定まらず、ただただ神仏や祈祷に頼るだけでなす術《すべ》がなかった。庶民も脚気衝心に倒れる状況となってきて、次第にその深刻さが広く認識されるようになった。

江戸元禄の頃は、都市住民の主食が玄米から白米へと移行したという日本の食生活の歴史上きわめて大きな変化の起きた時代であった。そしてよもやその変化が脚気の原因だったとは夢にも思われず、以後大きな悲劇を迎えることになったのである。

白米常食になった理由は何か

江戸・元禄の頃、都市部で白米常食が定着したのは、「天下泰平の世となり人心が緩み衣食に贅をこらす」風潮が広まったためというのが定説になっている。奈良、平安の上流階級において米の量が豊富になったことから白米の食習慣が始まったように、新田開発などで米の供給が増えてきた江戸・元禄時代にあっては、白米飯は確かに「贅をこらす」ことの象徴であったかもしれない。

それまで長く雑穀主体の食生活だっただけに、上流階級で食べられてきた白米はまさに豊かな暮らしの第一歩であったろう。白米にあこがれた江戸庶民が、競って白米嗜好に走ったとしても不思議はない。

しかしそれだけだったろうか。白米常食になった理由が他にもなかったかどうかについていろいろ考えてみると、米と日本人の食生活のかかわりについてさらに理解が得られるようになる。そこでいろんな理由について推測してみたい。

当時江戸は人口百万人を超える世界的な大都市にまで発展していた。近在の農村地帯からだけでは米の需要を賄えず、遠く東北地方の産地からも船で江戸、大阪に運ばれた。記録によると、供給態勢が間に合わず乾燥不充分のままの米や、あるいは輸送の途中で海水をかぶった米もあったらしい。水気を含んだ米はカビが出やすく、食用にするには糠層を削る、つまり白米にまで精米せざるを得なかったのではなかろうか。

さらにわかりやすく説得力のある説として、白米は玄米や分づき米に比べておいしいから広まったのだと言う人もいる。胚芽の重量比は二%、糠は六%で合計八%であり、もし白米にまで精米すると玄米の八%の搗き減りがして、せっかく収穫した米の九二%しか食用にならない。それだけ目減りしても白米の味を求めたのはおいしいからだ、という説である。今多くの人が主食に白米を食べていて、それが当たり前だと思っているのでこの説は一定の説得力がある。

しかし現在玄米や分づき米を常食している一部の人に言わせると、分づき米は白米よりおいしい、さらに分づき米より玄米のほうがおいしいという声も聞かれる。実際私も永年玄米を食べてきたが、噛み応えがあって米本来の味が引き出され、白米よりはるかにおいしいと断言できる。しかしそれは圧力鍋や性能の良い電気炊飯器があればこその話である。かまどの火で煮炊きして、今のようなおいしい玄米が炊けるかどうか疑問がある。米の供給が多くなるにつれ、糠層を落とし五分づき米、さらには七分づき米、そして白米にしたほうが食べやすかったのではなかったろうか。またそうすることで炊飯にかかる時間が大幅に短縮でき薪の節約にもなる。そんなことで白米志向が進んだのではないかとも思われる。

さらにこんな理由も考えられるのではないだろうか。昔は米の保管は通常籾玄米のついた稲、または脱穀された籾玄米の状態で行なわれた。籾玄米は長期の保存に耐えられるが、籾殻を取った玄米の状態だと、先にも書いたように正確には分づき米になっているので酸化しやすく保存が利かない。現在得られるような完全な玄米なら、糠層が固くかたまっているので酸化しにくく日持ちがして長期の保存も可能であるが、昔の玄米（分づき米）だと糠が多少削られている状態なので保存は難しくなる。糠には油分が多く、空気に触れる面積が多くなるほど酸化しやすくなり味も落ちる。

そこで昔は食べるたびに臼でついて籾殻を取って食べることが多かった。まだ都市が発展しない自給自足の時代、つまり多くが農民であった頃は、その都度食べる分を籾すりして分づき米で食べていたが、それは農村地帯では手軽に出来る作業であった。

ところが江戸時代になると都市が発展し貨幣経済が盛んになり、米を作る農民と、その米を購入する都市部の住民というように、作る側、買う側という分業が次第にはっきりしてきた。この貨幣経済、分業ということが、米の食べ方を大きく変える一因になったのではないかとも考えられる。

つまり分業が進むにつれ、農村部から都市部へ米を供給するという流通の必要性が出てきた。もし農村地帯から送られる米が籾すりの終わった二～三分づき米であったら、糠層が酸化して日持ちがしない。特に夏場は一週間もすると非常に味が落ちてしまう。それほど糠の酸化は早く、味を悪くする大きな原因となる。そのため現在では精米後にわずかに残った糠を空気で吹き飛ばし、まさに米の表面を磨くようにしてから出荷する。「パールライス」とか「水晶米」とか称してその白さを強調しているほどである。そのくらい流通においては精米後に残ったごくわずかな糠でも嫌うのである。

同じことは江戸時代にも言えるはずだ。米売買の仲継ぎをする米商人にしてみれば、日持ちのしない分づき米より、酸化の原因となる糠層を全部落として白米にして売るほうが売りやすい。買うほうも糠のない白米は保存も効き分づき米に比べて味の劣化は少ない。金を出して買うなら、むしろ日持ちのする白米のほうがいいと考えても不思議はない。

こうして貨幣経済と分業の進んだ都市部ほど、白米供給が一般化したのではないだろうか。そう考えると都市部で白米常食が広まった理由がうまく説明できるのだ。

さらにこういう理由も考えられる。玄米や分づき米は白米に比べて少ない量で満腹感が得られる。例えば玄米と白米を比較すると、明らかに玄米は白米の半分以下の量で満腹状態となる。食べる量は少なくてもビタミン、ミネラル、油脂類は白米よりはるかに多く摂取できるので栄養的にはこのほうが望ましい。

このことは白米しか食べたことがない人にはなかなか理解されにくいことだが、玄米や分づき米を食べると糠の中の繊維分をこなそうとしてよく噛むことになる。すると間脳視床下部にある満腹中枢が刺激され満腹感が出てくるのである。逆にあまり噛まないで食べるとなかなか満腹感が出てこないことになる。実際玄米食をすると自然とよく噛む習慣が身につき、少しの量で満腹感と満足感が得られることは自分の体験からもはっきりと言える。たまに白米を食べると玄米の二倍も三倍も楽に食べられるのであきれてしまうほどである。このことは白米しか経験のない人には理解されにくいことかもしれないが、実際に驚くほどの量の違いがあるのだ。食生活や栄養学を考える時、このことが実感できるかどうかで食の捉え方が大きく違ってくるのではないかと思う。

ダイエットを成功させる確実な方法は、よく噛んで満腹中枢を早く刺激することがいいのかもしれない。白米、白パンなどの精白食品を常食している現代人はなかなか食物繊維を取ることが少なく、従って噛む回数も極端に少なくなってきている。これでは噛む習慣がなかなか身に付かず、満腹中枢を刺激することが少ないので、胃袋が一杯になるまで食べ続けることになる。昔は一升飯を食べていたというが、玄米だととても無理だったであろう。

充分噛まないと胃液、膵液《すいえき》などの消化液の分泌も少なくなり、その状態でどんどん食物が胃の中に入ってくることになり内臓の負担は増す。それが日常的に繰り返されているから、遂には肥満や胃腸病、さらには深刻な内臓の病気の引き金にもなってくるのである。

いずれにせよ糠の多い状態の米を食べるほど噛む回数は多く、少ない量で満足できるようになる。米の生産が少なかった時代は、糠の多い分づき米をよく噛むことで満腹感を得ていたのであろう。それが食物を食いつなぐ智恵ともなっていたのかもしれない。

しかし少ない量で満腹感が得られるとなると、米を売る商人の側からすると、米の消費が進まないということになり商売上は不都合である。貨幣経済が発達し米が商品として売買されるようになると、少しでも多く消費を増やそうと努力するのが商人である。なるべく噛むことが少なくてすむ、糠の少ない米を売りたくなるのではないだろうか。それには白米にまで精米して売るのが商売上は得策となる。

さらにこういう事情もあったとも考えられる。糠味噌漬けに使う糠は、都市部の住人はどうして入手していたのであろうか。農村地帯では糠は精米のたびごとに得られるが、都市部の住人は米商人から購入していたのであろう。米商人は糠を販売するために、白米にまで精米して糠を得る必要があったのではないだろうか。糠味噌文化は江戸時代に非常に発展したという。おそらく多くの糠が必要になったのではないだろうか。たくさん食べられる白米食と糠味噌文化の発展は、米商人にとっては商売上からもこの上なく望ましいことだったろう。

以上のような種々の理由が白米常食となった本当の理由であるかどうか、正直なところ推測の域を出ない。ただこのように白米常食になった理由をいろいろ考えることで、米に対する理解を深めることに役立つのではないかと思いあえて述べてみたのである。

いずれにせよ、江戸時代中期から白米常食の食習慣が定着し、脚気の大流行が始まるという日本の疾病の歴史上大きな事件となったのである。主食が玄米（分づき米）から白米に変化したことが、いかに健康に悪影響を与えたかを端的に示している。白米常食が定着している今、米の食べ方を考え直すきっかけにもなるのではないだろうか。

さて、明治の世になって白米常食は地方都市にも広がりを見せ、脚気はさらに深刻な事態になった。特に軍隊内での発症が顕著だった。

明治の脚気論争

明治維新政府は富国強兵を掲げ新たな軍隊を組織したが、その軍隊内で脚気患者が大量に発生した。江戸時代の幕府軍に代わって、新設の官軍は主に倒幕に功労のあった薩摩、長州の尊王派の下級武士だった。地方では麦や雑穀主体の主食であっただけに、白米だけの食事は夢にまで見たご馳走である。当時「白米めしがたらふく」というのが兵士募集の殺し文句だったという。憧れの白米飯に釣られて東京に集まった兵士も少なくなかったであろう。

ところが軍事訓練が進むにつれ、まともに立っていられない兵士が続出し、症状の重い兵士は築地居留地のドイツ人経営の病院に送り込まれた。症状から脚気と判断されたものの、当時はその原因がよもや兵食の白米にあるとは考えられない時代だった。

明治六（一八七三）年の記録によると、陸軍兵士の食事は下士官、兵卒の区別なく一日一人につき白米六合、賄《まかな》い料六銭六厘、とある。賄い料とは副食に当てる費用で調味料、薪代なども含まれるので、副食は実質五銭一厘となり当時としては非常に少ない額であったという。それでおかずを調達したことになる。つまり白米多食でおかずが少ない兵食ということになり、江戸時代の脚気流行時と同じような食事内容だったと考えられ、兵士がばたばたと倒れても不思議はない。

主食の白米は六合というように量が決められていたが、おかずについては量は決められていない。六銭六厘と額が固定されているため、物価の変動でおかずの量が変化するという不安定な兵食となっていたことも問題だった。

脚気兵士が入院したのがドイツ人経営の病院だったこともあり、主食は白米ではなくヨーロッパで一般的に食べられている黒パンが出された。パンは蛋白質含有量の比較的多いパン用小麦(硬質小麦)、つまり強力粉で作られる。この小麦は日本では東北、北海道のごく一部で、しかも少量しか産出されないが、ヨーロッパでは収量が多い。収穫した麦の外側の殻を取り除いた状態の玄麦をそのまま粉にしたのが、全粒粉(又は完全粉)といいフスマ、胚芽を含んでいる。この全粒粉で作ったパンが黒パン(全粒粉パン)で、ビタミン、ミネラル、食物繊維に富み、噛み応えのあるしっかりしたヨーロッパタイプのパンだ。黒パンとは普通ライ麦粉のパンだが、精白粉の白パンに対し便宜的に黒パンとした。

蛋白質の含有量が強力粉よりやや少ない小麦粉が中力粉で、日本で産出されるのはこれがほとんどで、昔からウドン、和菓子などに使われてきた。硬質小麦に対して中質小麦という。蛋白含有量のさらに少ないのが薄力粉でケーキなどに使われる。粒がやわらかく軟質小麦といわれる。

フスマ、胚芽を取り除いて白くした麦(精白麦)を粉にして作ったパンが白パンで、現在日本ではこの白パンがほとんどだ。同じパンといっても大きな違いがある。ヨーロッパでは黒パンが伝統的なパンのスタイルで、脚気で入院した兵士たちはこの黒パンが奏効したのか目立って回復し退院した。

明治一〇（一八七七）年には西南戦争が起こり、政府軍、薩摩軍の双方に多数の脚気患者や脚気病死者が出た。軍隊内では日常的に脚気が発生していた。明治初期においては陸軍では兵士の二〜三割が脚気となり、海軍ではさらにひどく、明治一一（一八七八）年以前の統計によれば、海軍軍人一五〇二人中、一年間にのべ六〇六六人の脚気患者を出している。つまり、一人が年平均四回以上脚気にかかっていたという勘定になる。

これらのことから、脚気の原因を究明するために明治一一（一八七八）年、国立脚気病院が設立された。当時は、江戸時代から続く漢方治療などの東洋医学がまだ影響力を残していた時代である。そこで政府は西洋医、東洋医の双方から医師を選抜し、どちらの医療効果が高いかを競わせ、勝ったほうに病院の運営を委任することになった。これを世間では漢洋脚気相撲と称して関心を寄せた。庶民の間にも白米常食は次第に広まり、脚気に苦しむ人が増え早急な治療法確立が望まれていたのだ。

東洋医側は麦飯、小豆、梅干、鰹節という伝統的食事療法に、利尿作用のある漢方薬と強心剤のジギタリス末を混ぜた秘薬を用いたのに対し、西洋医側は白米、パン、ミルク、バター、スープなどのほか下剤、利尿剤、健胃剤、キニーネ、ジギタリスのほか電気療法などの物理療法を併用した。

三年後、西洋医側が若干好成績を得たとの発表が行なわれ、形の上では決着がついた。実はこの治療結果の評価をめぐっては諸説あって、その裏にはかなりの駆け引きがあったという。当時明治政府は、ドイツ医学を主とする西洋医学は世界の大勢として普及を図っていたこともあり、実際には東洋医の成績が上回っていたにもかかわらず何としてでも西洋医勝利の実績を残したかったのだとも言われている。いずれにせよ、負けた東洋医はことごとく冷遇され、逆に西洋医学は政府公認のもと医学界の主流を歩むことになった。これがひとつのきっかけになり、以後日本の医学はドイツ医学を公認し普及に努めた。

しかし、漢洋脚気相撲の結果にもかかわらず、西洋医側が充分な脚気治療の医学的根拠を示せなかったこともあって、以後、脚気の原因、治療をめぐって医学界挙げての大論争が長く続くことになるのである。

脚気はヨーロッパには極めて少なく、ドイツからの医学教授陣も来日して初めて脚気のことを知るという状況で、アジアの米食民族特有の病気に対しては的確な答えが出せなかった。それだけに論争が混乱したということもあった。世界最先端の医学でも説明のつかない脚気は、結局日本人の手で試行錯誤しながら解明していくしかなかったのである。日本の医学、栄養学は脚気の原因、治療を研究することによって発達していったとも言える。

ドイツで病気細菌説

脚気病院が開設された明治一一年、ドイツではコッホによって創傷伝染病の病原菌が発見され、翌年には結核菌、さらに翌年にはコレラ菌が発見されるなど、その後も多くの研究者によって各種病原菌が多種多数発見され、ドイツをはじめとするヨーロッパでは顕微鏡の発達もあって細菌学が確立されていった。

それまで長く病気の原因がわからず、したがってその治療法も確立できず、種々の疫病に悩まされてきたのが人類の歴史でもあった。それだけに顕微鏡の発達で病気の原因が種々の細菌のためであるということが次第に明らかにされると、明るい展望が見えてきた。これで人類は病気から解放されると喜んだことであろう。細菌学に対する絶対的な信頼、期待は大きなものがあったはずだ。

明治初期にドイツに医学留学した医学生たちは、初めて顕微鏡をのぞいた時大変驚いたことだろう。それまで見ることも想像することも出来ない全く未知の世界である。特に微生物の世界をのぞいたときは驚嘆したに違いない。微小な世界にうごめく細菌の群れ、これが病気の原因なのだと教えられた時、これぞ世界最先端の医学だと信じても不思議はない。ドイツ医学への思い入れは深まる一方であった。コッホによってドイツで生まれた細菌学説は日本でも強力に支持されることになった。

日本でも細菌学が東京帝大医学部を中心に広められた。そうなると当然脚気も何らかの細菌が原因との推定がなされ、以後脚気を引き起こす脚気病菌なるものの追求が多くの医学者によって熱心に行なわれた。この時期はまだ脚気病細菌が発見されたわけではないが、ヨーロッパで次々にいろんな病気が細菌によって引き起こされるということが判明してくると、脚気も間違いなく細菌によるものと確信されていったのである。特に東京帝大医学部の思い入れは深かった。細菌説こそ病気予防の切り札と確信しても無理はなかった。しかしこの深い確信が、のちのち脚気の原因究明、治療法を巡って予期せぬ大きな問題を引き起こすことになったのである。

海軍の兵食改良で脚気減少

洋上での生活が長く続く海軍の艦船内では、脚気の蔓延は深刻な問題であった。明治一五（一八八二）年、朝鮮京城の日本公使館が襲われ、一三人の死者を出すという事件が起きた（壬午《じんご》事件）。朝鮮政府の保守派と進歩派の対立で、進歩派の黒幕日本が標的にされ、日本政府は軍艦四隻を派遣、一方保守派の黒幕清国は軍艦二隻を派遣し仁川沖でにらみ合いが続いた。

ところが日本の軍艦内では脚気に倒れる兵士が続出し、とても砲戦どころではなく、驚いた政府は急遽日本から応援の艦船を出すことになった。しかしまたまた驚いたことに、応援の乗組員三〇九名の内一八〇名が脚気治療のため寺で治療中という有様であった。清国は保守派の大院君《たいいんくん》を拉致して本国に引き上げたので戦火を交えることなくこの場は収まったものの、砲戦になっていれば日本の敗戦は確実だっただけに明治政府の受けた衝撃は大きかった。

同じ年の明治一五（一八八二）年から翌年にかけて、軍艦「竜驤《りゅうじょう》」は海兵新卒の少尉候補生を乗せてニュージーランドから南米、さらにハワイへと練習航海の途についた。ところが九ヶ月の航海で、乗組員三七六名中、一六九名の脚気患者を出し、うち二五名が死亡した。強健であるべきはずの兵士が戦争ではなく脚気で倒れ、しかも確たる対策が不明ということで、富国強兵をかかげる明治政府にとって脚気対策は一刻の猶予も許されぬ緊急課題となった。

この難局に挑んだのが、イギリス留学の経験のある海軍病院長の軍医・高木兼寛だった。彼は脚気は食事の改良で防げるのではないかと考え兵食改良に取り組んだ。主食の白米を減らし大麦を三〜四割混ぜたほか、パンを加え副食も肉類、卵、野菜を増量して、次に出航する練習艦「筑波」に積み込んだ。

明治一七（一八八四）年、先の「竜驤」とほぼ同じコースを航海した結果、脚気患者なしの成果を得た。この好結果によって翌年から海軍では米麦混合の兵食を採用し、以後脚気患者は目立って減少していった。

この改良実験の時参考にされたのが、イギリス人医学者パークスの「健康食の成分比は窒素（蛋白質）と炭素（澱粉質）は一対十五がのぞましい」とする学説だった。高木は明治一八（一八八五）年、兵食改良による脚気減少に関する医学論文の中で「健康によい食物では窒素と炭素の比が一対十五が望ましい。ところが脚気患者の食物のその比は一対二十八になっている。そこで大麦、パン、肉、ミルクなどを増量し、その比を一対二十にしたところ患者は半減、死亡数は六分の一弱になった。さらに改良すれば脚気は完全に予防できる」とパークスの学説にのっとって蛋白質増量の必要性を説いた。高木論文は当時としては画期的なもので欧米でも高く評価され、イギリスの医学雑誌にも転載された。

脚気の治療、予防は、白米を減らし麦を混ぜ、さらにパン食を加え、副食も肉類、卵、牛乳などの動物性蛋白質を増やすことが大事だと強調し、これが兵食改良の鍵だと主張し、実際そのような食事改良で海軍の脚気患者は減少した。しかしここで注意しなければならないのは、脚気予防にはパン食や肉類、牛乳などの動物性蛋白質が必要だと、短絡的に結び付けて結論を出してしまうことだ。

当時はまだビタミンという言葉もなかった時代で無理もないのだが、脚気の予防、治療は必ずしもこういう食事でなくともよかったのだ。その後の研究でわかったのだが、脚気はビタミンB_1

不足が原因で、高木の改良兵食ではそれが肉類などの副食から摂取できたことで防げたのだ。だから肉類などではなくても、ビタミンB1を多く含む胚芽や糠のついた玄米や分づき米に麦、雑穀を主食にしていても脚気は防げたのだ。実際江戸時代以前の庶民には脚気は少なかったが、別にその頃肉類や卵、牛乳などをとっていたわけではなかった。

分づき米や玄米のご飯に味噌汁、漬物で充分脚気は防げたのだ。この論文はその後の日本人の食生活の変化を考える上で大きな示唆を与えている。主食を白米と固定して考えた上で、副食を増やすことで健康が保てるのだ、とその後の栄養関係者が考えたとしても無理からぬところはあるが、ここが大きな落とし穴だったような気がする。動物性蛋白質で脚気は予防できると考えたことは、その後の脚気の真の原因探求の道を誤らせることにもなった。

「脚気論争」熾烈《しれつ》になる

高木兼寛の海軍兵食改良実験の好結果は、しかし、脚気細菌説をとる陸軍やその理論的後ろ盾になっていた東京帝大医学部にとっては容易に認められないものだった。脚気は脚気菌とも言うべきある種の細菌によって発病するのであって、食物の改良で治るはずはないというのが陸軍と東京帝大医学部の一致した見解だった。またイギリス医学を手本とする海軍が独自に好成績をおさめたということは、ドイツ医学を手本とする陸軍、東京帝大医学部にとっては面子の上からも容認できるものではなかった。

それだけにすばやい反論が試みられた。高木の論文発表一ヶ月後、東京帝大医学部教授緒方正規は医学部脚気病室に入院した患者から脚気菌を発見したと『大日本衛生会雑誌』に公表した。もしこれが本当なら脚気論争は一気に決着である。食物の良否が脚気の原因ではなく、脚気菌という細菌によって引き起こされる病気ということに結論が出る。

しかしこれは追試不能の勇み足に終わった。当時細菌説を主張する幾多の医学者によって脚気菌なるものの追跡が行なわれ、功をあせってか先陣争いの感があった。

そんな状況の中で海軍軍医の高木論文が発表され脚気は食物の改良で治るということになると、今まで東京帝大医学部が推し進めてきた脚気細菌説は間違いだったということになる。同時にドイツ医学そのものに対する信頼が大きく揺らぐことにもなりかねない。東京帝大医学部としては何としてもそれは避けなければならない。緒方正規が反論を急ぐあまり確認不充分のまま脚気細菌の発見を公表した裏にはそういう事情があった。これ以後細菌説を主張する東京帝大医学部と陸軍連合は、食物原因説を主張する海軍側と熾烈な論争を展開することになった。

東京帝大医学部生理学教授大沢謙二は、米より麦は消化、吸収が悪いとして熱心に麦飯反対論を唱え、海軍が麦飯を採用したことに非難を加えた。ドイツ留学でコッホの高弟レフレルに細菌学を学んだ陸軍軍医・石黒忠悳《ただのり》は反麦飯派のリーダーで陸軍内部の実力者だったが、高木説は科学的根拠が薄いとして反論するなど、高木包囲網を構築した。

高木論文が発表される三年前の明治一五（一八八二）年、日本の医学界を指導していたドイツ人医師ベルツも、脚気は伝染によるものという脚気細菌説を発表している。当時はまだ脚気菌がドイツでも日本でも発見されていたわけではなく、その上での発表ということは、病気は全て細菌が原因という深い思い込みがあったためである。実は単なる推論に過ぎなかったのだが、何しろ世界に先駆けて顕微鏡で微小の世界を研究した最先端の医学という自負による過度の自信からであったろう。

脚気は細菌が原因であって食物の改良で治るはずは無いというのが、ベルツ初め東京帝大医学部の固い信念であった。当時ドイツ医学が主流を占めるようになっていたので医学界はおおむね脚気細菌説でまとまっていて、高木の脚気食物説は容易に受け入れられない状況だった。高木はその後軍医の最高位である海軍軍医総監になり自説を強く主張するようになって、ますます両者の対立は深まっていった。

明治中頃になると各地で電気による精米機が登場し、米はさらに白く精米され、米の胚芽、糠は完全にはがされ、脚気は全国の都市部で頻発するようになっていた。脚気は結核とならんで深刻な国民病となり多くの患者が出ていたが、この高木論文が実際の食生活に活かされることはなかった。当時一般庶民にはパンに肉類、卵、牛乳などという食品は容易に入手できるものではなかったのだ。

陸軍の脚気対策は森鷗外が

陸軍では脚気の発症率は海軍より低いものの、兵員数は約十倍であるから脚気患者総数はかなりの数にのぼり、深刻な事態であることに変わりはなかった。高木兼寛による海軍の兵食改良で好成績を上げたことがきっかけになり、陸軍の一部には麦飯への関心が生まれていた。陸軍首脳部の公式見解は麦飯反対であっても、末端、地方組織までそれで統一されていたわけではなかったし、陸軍軍医の中にも麦飯を採用すべしという意見もあった。

明治一七(一八八四)年、陸軍軍医学会で麦飯による脚気予防の必要性が討議されたり、地方の師団では麦飯採用に踏み切り一定の成果を上げていた。これを見た他の全師団も明治二四(一八九一)年までには麦飯を採用し、徐々に成果を上げ脚気患者は減少した。

若くして脚気に悩んでいた明治天皇は麦飯に関心を寄せていたこともあって、明治二一(一八八八)年には天皇警護の近衛隊で麦飯と米飯による脚気発生比較試験が行なわれている。これによると陸軍近衛兵一連隊千四百人に米六分、麦四分の米麦混食による兵食を与えたところ脚気患者無しの好成績を上げた。比較のため他の一連隊に白米飯のみの兵食を与えたところ五八〇人ほどの脚気患者を出した。

実験結果から麦飯の効果は明白だったが、陸軍軍医本部はそれが麦飯の成果とは認めなかった。理論的根拠を明確に説明できなかったこともあり、偶然の結果であるとされたのである。陸軍の理論的後ろ盾だった東京帝大医学部が脚気細菌説を主張していたこともあり、表立って麦飯の成果とは言いにくい事情もあった。さらに陸軍内部で麦飯派対非麦飯派の対立、東京帝大派対反東京帝大派の確執など複雑な事情があって、すんなりとはまとまらなかったのである。

ちなみに近衛隊の兵食実験は米六分、麦四分の割合であったが、これは現在のように米だけの食事に慣れた者にとってはかなり食べにくい。麦はきわめて味が淡白で、米のようなねばりがないから、その配合の割合が増すにつれボロボロになり食味は低下する。これだけ麦の割合が多いと食事の楽しみもなくなるほどである。軍隊だからできた実験と思わざるをえない。いくら脚気予防になるからと言われても進んで食べたいという気にはならないだろう。麦の割合はせいぜい一割、多くて二割が限度であろう。

いずれにせよこの一連の麦飯実験の結果、陸軍内部にも麦飯反対を強硬に唱える首脳部に対立する芽が生まれ、地方部隊からは麦飯肯定の声が生まれてきたことだけは確かだ。それがのちの脚気問題を複雑にする要因にもなっていったのである。

陸軍の脚気対策に深くかかわったのは、文学者としても有名な森林太郎（鷗外）である。明治一四（一八八一）年東京帝大医学部を卒業後、陸軍に入りドイツに留学、細菌学の権威コッホに師事し、留学中の一九（一八八六）年に「日本兵食論大意」、二〇（一八八七）年に「日本兵士食物論」を『東京医事新誌』に投稿するなど、若くして兵食に関心を持っていた。

二一（一八八八）年の帰国後、陸軍軍医学校教官として教鞭をとり、兵食研究、実験を行ない『非日本食論将失其根據』（非日本食はまさに其の根拠を失わんとす）の著書でパン食よりも米食の利点を強調し、陸軍は米食を基本とすべしと主張、海軍の米麦混飯とパンという兵食を批判した。

麦飯などの雑穀食は昔から下賤者の食物であり兵食にふさわしくない、さらに麦は米に比べ水分を含みやすく貯蔵に難がある、米食給与は古来からの慣習であり、日本の風土、食習慣を大切にした兵食こそ戦力の源、と考え米食にこだわったのである。

ドイツ留学を経験しエリートコースを走る彼にしてみれば、世界最先端のドイツ医学の主張する細菌説がその根底にあり、それに反する一切の主張は受け入れがたいものであった。ただ副食を増量することの重要性も合わせて説き、平時においては脚気の発症をある程度食い止めることには成功した。

しかし戦場での過酷な状況下では脚気はやはり発生した。

陸海軍、脚気問題で対立

明治二七（一八九四）年に日清戦争、三七（一九〇四）年に日露戦争が起こり、共に戦場で多くの脚気患者を出した。日清戦争では戦死者三六四人に対し脚気病死者四〇六四人で、実に戦死者の一一倍以上の病死者を出したことになる。日露戦争では戦死者八万五六〇〇人に対し脚気患者二五万人、うち二万七八〇〇人が死んでいる。特に日露戦争の時は大量の脚気患者が発生し、銃を持ってもまともに行進出来ず、足はもつれまるで酒に酔ったような状態で戦ったという。脚気病に苦しみもだえ死んでいくさまは極めて悲惨な状況で、治療に当たった軍医たちもその惨状に言葉を失った。

この戦争においては戦うべき相手は敵兵ではなく脚気だった。何しろ陸軍兵士は脚気は細菌による伝染病と教えられていたので、いつ感染するかの恐怖が常にあったはずだ。運悪く感染したものが脚気に倒れるのだと考えていた。陸軍内部では戦地に麦飯を送るべきかどうかで議論があったものの、首脳部は反麦飯派であり、最終的には送られなかった。それに対し海軍は麦飯を支給し脚気患者は極端に少なかった。

戦地から傷病兵が日本に送られ箱根、軽井沢で治療を受けたが、その半数が脚気患者だった。

東京帝大医学部教授ベルツは日記にこう書いている。「箱根は傷病兵であふれている。主として脚気患者である。(中略) 自分は脚気は伝染性の病気と考えているが、しかし食物が若干関係あることも事実だ。戦地の軍隊が麦や豆を加えないで、ほとんど米だけで養われているのに大変驚いた。(中略) しからばまず当地で何をすればよかったかというに、兵士の半数を米で、他の半数をパンまたは麦で養い、もって後者が前者より速やかに全快するかどうか観察すべきであったと思う」。

脚気細菌説を強力に主張してきたベルツも、事ここに至ってある程度食物の影響を考えねばならない事態になったのである。

多くの兵士が軽重の差はあれ発症し、悲惨な戦いを展開した。戦いにはかろうじて勝ったものの陸軍は衝撃を受けた。陸軍に対する内外の風当たりは強く、同時に脚気細菌説に対する疑問の声も出始めた。それだけに脚気の原因と主張する脚気細菌なるものが、一刻も早く発見されなくては説得力がない。

ところが日露戦争が終結した明治三八(一九〇五)年、ドイツ留学の経験のある陸軍軍医、岡田国太郎、小久保恵作《けいさく》の二人によって脚気細菌が発見されたとの発表が行なわれた。二人とも脚気患者の診療にあたるうち、その悲惨な病状、死にざまを目撃し大きな衝撃を受け、以後脚気の原因究明に没頭したのである。

この脚気菌を追試した一人に都築甚之助という陸軍軍医がいた。彼も同様に脚気患者の悲惨な状況を目の当たりにして脚気研究を始めた一人である。彼は岡田、小久保から脚気菌を分けてもらい培養実験を始めた。しかし脚気菌は発見できず、二人の発表に疑問をもった。

そこで独自に脚気菌探しに乗り出し、脚気患者の尿中から脚気の病原菌と思われる一種の双球菌を発見した。明治三九年、「脚気病原菌報告」と題した論文を『細菌学雑誌』に発表した。しかしこれら一連の脚気菌発見の業績はいずれも追試が出来ず、多くの批判を受けて二年ほどで消滅した。

結局誰一人追試に成功せず、前回の緒方正規同様この騒ぎも東京帝大医学部、陸軍の勇み足に終わった。当時日露戦争後の陸軍に対する非難は強く、何としてでもここで一発逆転を狙って脚気菌発見の成果を打ち上げたかったのだが、そのあせりがまたも恥をさらすことになってしまった。

こうなるとますます細菌説は旗色が悪くなり、陸軍への感情的な批判は強くなった。戦争が終結してしばらくは軍事機密としてこの脚気患者大量発生問題は公けにされなかったが、次第に報道機関がその実態を報ずるにつれ、陸軍に対する国民の不満は大きくなっていった。特に日露戦争の際麦飯送り込みに反対した陸軍軍医首脳部の石黒忠悳《ただのり》、小池正直に対する反発は強かった。陸軍としてはここで何らかの反撃に出なければ立場がない状況に追い込まれた。

日露戦争が終結して二年後の明治四〇（一九〇七）年、週刊医事雑誌『医海時報』は陸軍省医務局三浦衛生課長の談話として要旨次のような記事を載せた。「海軍で脚気発症が少ないのは麦飯、パン食のためでなく単に統計の取り違いである。海軍では脚気であってもこれを末梢神経麻痺の病名とするが、陸軍ではキチンと脚気として統計に表している。脚気症の原因は複雑で、これを一概に論ずることは出来ず、単に麦飯のみを絶叫するのはいささか筋違い」（板倉聖宣『模倣の時代』仮説社。以下同じ）として、海軍の統計の取り方と麦飯兵食を痛烈に批判した。

この談話は海軍をひどく刺激し、同じ『医海時報』で厳しい反論を試みた。「今回の戦役には陸軍では三十余万の脚気病を製造し、その帳面に上がりたるのみにても二十万余、そのうち入院せしもの十四万四千四百九十七名という大多数である」「諸処の陸軍兵営を訪ねて、糧食をみたりしにことごとく米飯にて、麦飯を給されておったものは一人もいなかった」と米飯兵食にこだわる陸軍を批判し、統計については「凶暴きわまるたわごとを吐き、もって己の臭《しゅう》をおおわんとしている」と非難し、戦時中発生した末梢神経患者は二五九人に過ぎず、これを仮に陸軍当局者の言うように脚気に算入してもたいした数ではないと強調した。さらに「わが海軍は、陸軍が赤痢の大部分を大腸カタルの病名の下に隠匿したように、脚気を抹消神経症なる病名の下に隠蔽《いんぺい》せし如き卑劣行為のなきことを、ここに重ねて明言して置く」と言い放った。

こうなると陸軍も黙ってはおられず、これを機に双方の感情的な非難合戦が延々と続けられたが、お互い面子《めんつ》がかかっているだけに容易には収まらなかった。

脚気病調査会発足

いずれにせよ脚気菌が発見されず、確たる原因が不明ということになると陸海軍の泥仕合は際限なく続くことになる。そこで陸軍が音頭をとって明治四一（一九〇八）年、陸軍軍医総監に昇進していた森林太郎を会長にして「脚気病調査会」が発足、総合的に脚気研究の場を作ることになった。メンバーは陸海軍軍医、学者、病院の医師、研究者など広く朝野の識者二〇人からなっていた。

その発足直前、ドイツからコッホが来日し、かねてから脚気細菌説をとる森林太郎、青山胤通《たねみち》（東京帝大医学部教授）、北里柴三郎の三人は直接脚気問題について聞く機会を得た。コッホは脚気は細菌が原因と確信していると自説を披瀝し、その論拠として、インドネシアのバタビア（ジャカルタの旧名）地方で脚気患者の血液から脚気菌を発見したことによると説明した。

細菌学の世界的権威者であるコッホから三人は直接「脚気は細菌によるもの」という力強い発言を得、しかもバタビアで脚気菌発見という信じられないような話まで聞くことになったのだ。三人の喜びようは想像に余りある。海軍への確かな反論材料が得られたと内心安堵の胸をなでおろしたことであろう。

脚気病調査会は早速初仕事として、バタビアへ三人の調査団を派遣することになったが、その中の一人に都築甚之助（前出）がいた。都築は先に脚気菌発見の勇み足で恥をかいたことがあるだけに、名誉挽回をかけて脚気菌探しに熱意を持っていた。何としてでも自分の手で発見し森会長の恩に報い、ドイツ医学発展のために貢献したい、そう胸に秘めたことであろう。都築を選んだ森の狙いもそこにあった。しかしバタビアでの調査の甲斐なく、ついに脚気菌は発見できなかった。都築の困惑は大きかったに違いない。

当時東南アジア諸国はイギリス、オランダ、フランス、アメリカなどの植民地になっていた。オランダはインドネシアの首都バタビアに多くのオランダ兵を駐屯させていたが、兵食は現地調達の白米だった。現地では以前から脚気が蔓延しオランダ兵もこれに悩まされていた。オランダ政府は軍医エイクマンを派遣し脚気研究に当たらせたが、彼はドイツでコッホから細菌学を学んでいたこともあり、脚気は細菌によるものと考え細菌探しに没頭した。しかしついに発見できなかった。

細菌以外に原因があるのではないかと考えた彼は主食の米に注目し、ニワトリを玄米組と白米組とに分け食餌実験を繰り返した。その結果脚気は玄米組では発症せず、白米組にのみ発症することが判明、糠に何か特殊な成分があるのではないかと考えるようになった。

そこで囚人を使って大規模な実験を一年半にわたって行なった。囚人を二群に分け、副食は同じにし一方は白米、他方は玄米を主食として与えたところ、白米組に多く脚気が発症したが、玄米組は極端に少なかった。白米以外にも精白小麦粉、白パン、百二十度以上に長く熱した肉によっても脚気が起こることが次第に分かってきた。この調査結果は明治二九（一八九六）年に発表されその後日本にも紹介されたが、日本では細菌説が全盛であまり評価はされなかった。

エイクマンの後をついで脚気の研究を続けたオランダ人医師フレインスは、脚気菌などという菌は存在せず、玄米の糠の中にはまだ何か未知の成分があって、それが不足すると脚気は発症するのではないかと考えた。これは脚気研究の上で画期的な発想だった。その未知の成分さえ特定できれば脚気研究は一気に進むはずである。

都築は結局脚気菌を発見できなかったが、脚気調査会はその後何度か東南アジア諸国に調査団を派遣した。その結果次第にフレインスが予言したように米糠の中に何か脚気に関係する成分があるのではないかという意見が調査会メンバーの中にも出てきて、次第に米糠研究の必要性が議論されるようになってきた。

米糠《こめぬか》療法ブームとなる

都築は脚気菌探しから次第にフレインスが指摘した米糠に含まれる未知成分探しに関心を持つようになった。ニワトリでの実験を重ねるうち米糠に脚気予防成分があることを確信し、何らかの形で米糠を摂取することが必要と結論付けた。しかしこれは、はっきりと脚気細菌説との決別を意味するものであった。未知成分が何であるかは解明できなかったものの、糠の重要性は実験などから充分認識できた。

そこで彼は糠を菓子に混ぜて商品化を試みたり、米糠をアルコール抽出し米糠エキスを作って脚気患者の治療に乗り出したりした。これが予想以上の治療効果をあげ、世間でも次第に米糠療法がブームになり、その効果があったのかこの年（明治四三年）以後脚気病死者は減少していき、前年には一万五〇八五人だった死者がこの年九五九八人、翌四四（一九一一）年八二三七人、四五年（大正元年）は四七五〇人に激減した。

しかし米糠療法の火付け役となった都築は森らの怒りを買い、四三（一九一〇）年に脚気調査会を罷免されることになった。その後森らの執拗な米糠療法への攻撃活動もあってブームは四五年をピークに沈静化した。脚気病死者が底を打った大正元年以後毎年死亡者は増加し、昭和初期まで年間一〜三万人の病死者を出す事態に戻ったのである。

都築解任直後、東京帝国大学農学部教授鈴木梅太郎は糠の抽出液からアベリ酸発見の発表をしたが、これは一連のビタミンB群発見のさきがけとなるものだった。この時期矢継ぎ早に米糠を使った動物実験の研究発表が行なわれ、多くの脚気研究の方向性が次第に米糠の未知成分探しに向かっていた。そしてついに鈴木梅太郎によってその未知成分が発見されたのである。その後アベリ酸はビタミンB_1と分類された。

しかし米糠の未知成分の存在を否定し、脚気細菌説をとる学者からは、「百姓学者（鈴木は農学部教授）の作った糠の薬が効くなら小便でも効くさ」という冷評もあって、脚気論争はさらに感情的な論争にまで発展していった。脚気細菌説を守ろうとする東京帝大医学部、陸軍を主体とする勢力はまさに最後の戦いに挑むことになったのである。脚気論争最終期は、まさにお互いの主義主張をぶつけ合う熾烈な論争、駆け引きが大正時代を通じて続くことになった。

しかしこの間ヨーロッパでは次第にビタミンB_1欠乏説が有力になってきて、細菌説は次第に旗色が悪くなってきた。大正六（一九一七）年、長く医学界を支配し脚気細菌説を主張してきた青山胤通が死亡、一つの時代の終末を暗示するものであった。

大正八（一九一九）年、日本内科学会総会で東京帝大医学部教授・島薗順次郎は脚気問題について、「種々の状況証拠から判断して脚気は白米を主食とする場合に多く発生することは疑いのない事実」として細菌説の見直しを示唆した。東大を優秀な成績で卒業して、ドイツ医学の信奉者であった彼も、日露戦争当時兵士たちの悲惨な脚気症状を目の当たりにして、脚気撲滅の執念を燃やした一人である。その島薗が細菌説に疑問を提示したことは医学界にとって大きな曲がり角であった。

以後米糠の効用、ビタミンの研究が盛んに行なわれ、学会での研究発表も数多く行なわれるようになると、もはや脚気細菌説消滅は時間の問題であった。文学で名をなした森林太郎（鷗外）も本業の軍医としてはさしたる成果を上げることなく大正一一（一九二二）年亡くなり、一三年には脚気病調査会も最後までビタミンB_1欠乏説を公認することなく解散した。

明治末期に鈴木梅太郎によってビタミンB_1が発見されたにもかかわらず、なお脚気の原因を細菌説と固執した東京帝大医学部、陸軍の抵抗は、まさにドイツ医学の命運をかけた激しい戦いだった。それだけドイツ医学の影響力が強かったということであろう。

多くのドラマがあった脚気論争も次第に白米食によるビタミンB_1欠乏が原因との説に収束されていき、脚気対策は新たな段階を迎えることになった。

明治一七（一八八四）年の高木兼寛の海軍兵食実験から四十数年、大正末期になってやっと脚気論争は主食の米の食べ方に原因があったという結論を得て終結することになった。米の食べ方をめぐってこれほど多くの議論が展開されたのは、米食民族日本人の歴史上初めてのことであった。時代はいよいよ昭和を迎え新たな展開を示すことになる。

主食論争始まる

脚気が白米常食によるビタミンB_1欠乏症ということが分かってくると、玄米を完全に白米にまで精米して食べることの是非が論じられるようになってきた。「胚芽とある程度の糠を残した七分づき米がいい」と主張する国立栄養研究所長で栄養学者の佐伯矩《ただす》、「いやビタミンB_1は胚芽に多いのだから糠は全て取り去って胚芽だけを残した胚芽米こそ望ましい」と言う東京帝大医学部教授の島薗順次郎、「いや糠も胚芽も全部含んだ玄米のままがいい」と主張する医学博士・二木謙三とそれぞれの支持者との間で三つ巴の主食論争が始まった。

特に七分づき米論者と胚芽米論者との間の論争は「胚芽米論争」とも言われ、感情的な激しい応酬となった。それだけ米の食べ方について真剣に討議されたということであろう。この激しい論争の中にあっても誰一人として白米がいいと主張した医学者、栄養学者はいなかった。また、あくまでも日本人の主食は米ということで一致していた。間違ってもパンが良いなどと言い出した学者はいなかった。

七分づき米を主張した佐伯矩はアメリカのエール大学医学部に留学し世界的にも最先端の生理

化学を学び、日本の栄養学発展のために大きな貢献をした人物である。当時日本人はまだ栄養を考えて食事をするという状況ではなかったが、佐伯は一家の台所を守る主婦こそ家族の健康管理のためにも毎日の食事に気を配るよう、具体的な食事指導を熱心に説いた。

例えば味噌汁の効用を説き、ダシは煮干《にぼし》を使いそれは捨てずに丸ごと食べることをすすめた。蛋白質とミネラルの重要性を強調し、特に煮干を活用することに熱心だった。煮干のように丸ごと食べられる小魚は、日本人が昔から摂ってきた貴重な動物性蛋白源であり、ミネラルを豊富に含む食品として特に推奨した。

同じく豆類を積極的に献立に活かすことを勧め、煮豆、納豆、豆腐、油揚げなどを活用すべしと熱心に説いた。また主婦たちには手作り食品、弁当持参の大切さを説き奨励した。食材の無駄を省き、栄養効率を考え、安くて手に入りやすい食材を使っておいしく調理すべきで、栄養を考慮しない食事は経済的にも損失であるばかりか体にも良くないと訴えた。彼の実践的栄養学は「経済栄養法」とも言われ、家庭のみならず国家的利益とも合致するとして全国的に関心が高まった。大正三(一九一四)年、私費で栄養研究所を作ったほど栄養思想の普及には熱心だった。

また脚気対策にも腐心し、搗き減りの少ない七分づき米が経済的にも好ましく、さらに嗜好的にも栄養的にも、消化吸収の点からも最良と判断しその普及に努めた。彼は胚芽と糠の効用をいち早く認め、共に残っている七分づき米が脚気対策として最良と考えた。

佐伯の作った栄養研究所は大正九年、国がその業績を認め国の機関に認定され、国立栄養研究所となり佐伯は初代の所長に任命された。国が佐伯の功績を認め敬意を払ったのである。さらに翌年佐伯は栄養学会を創設し永年の宿願を果たした。

また栄養思想普及のためには栄養士の養成が必要だとして大正一三（一九二四）年、世界初の栄養学校、佐伯栄養学校（現・佐伯栄養専門学校）を創立し、二年後初の栄養士を世に送り出し、各地の病院、工場等で栄養改善、指導にあたった。その指導は白米食を七分づき米に改めることが基本で、豆類、煮干の活用、砂糖の使用半減などを勧めるものであった。

細井和喜蔵の小説『女工哀史《じょこうあいし》』にみられるように、当時一般勤労者の栄養状況は悪く、脚気、結核、胃腸病などの罹患率は高かったが、初期の栄養士たちの活躍で徐々に改善されていった。この七分づき米による栄養改善の指導は各地で好成績をあげ、その結果は天皇にも奏上され、さらに国際連盟にも報告され国際的な関心を呼んだ。

なお、三分、五分、七分づき米などの分づき米のそれぞれの違いは、精米してできた糠の割合を計算すればはっきりとその区別が判断されるが実際問題としては難しい。分づき米は玄米の糠の部分を少しずつ精米機でまわりから削り取って作るのであるが、その削る過程でどの程度を五分づき米といい、どこからを七分づき米というかの判断は実際には精米業者の勘《かん》に頼るわけで、判断の違いで五分づき米が七分づき米とされたり、その逆になったりすることもある。同じく三分づき米と五分づき米の線引きも実際には必ずしも明確ではない。

いちいちその都度《つど》糠の量を測って判断するわけではないから、これは仕方がないことだ。又精米度が上がるにつれ胚芽の取れる割合は増し、七分づき米くらいにまでに精米すると米の種類によっては胚芽は半分くらい取れてしまうことがある。胚芽が大事だとすると精米業者は、精米具合を見ながら胚芽が取れる寸前で機械を止めることもある。その時の状態が七分づき米ではなく五分づき米であるかもしれないが、七分づき米として販売することもあったろう。だからむしろ七分づき米とは言わず、単に分づき米として奨励したほうが実態に近かったのではないかとも思う。

佐伯の意図は糠、胚芽を多く摂取することが栄養改善の基本であるとしたことにあり、その点を充分に汲み取ることが大事であろう。

一方、胚芽米を主張した島薗順次郎は「脚気死亡者の二万人の背後にはその五十倍、百万人の脚気患者がいる。さらにその周辺には脚気準備状態の人が無数にいる。日本から脚気を追放するためには白米食を改め、B_1を濃厚に含む胚芽をつけた米（胚芽米《はいがまい》）を常食しなければならない」と訴えた。脚気病死者は明治後半から昭和にかけての全国統計によると、少ない年で五千人、多い年で二万七千人も出ていた。さらに患者数は百万とも二百万とも言われ、加えていつ発症してもおかしくない潜在脚気患者数は見当もつかないほどの数にのぼっていた。

島薗は七分づき米では精米後日がたつと糠の酸化で食味が劣るため流通に難があり、また糠の中の繊維分が消化を妨げるとして、糠を取り去り胚芽だけがついた胚芽米を強く主張した。白米より搗き減りが少なく白米の白さを保っていて胚芽のビタミンが確保でき、保存も効くなど七分づき米より有利と判断した。しかし「白米の白さを保っていて」同時に胚芽だけがついている米は実際問題として作るのが難しかったので、七分づき米論者との争点も当初はそこにあった。

島薗等が理想とする胚芽米は従来の精米機で作ることは難しく、市中の民間の精米所ではその主張とは逆に納得できる胚芽米作りは難航した。胚芽米採用に熱心だった陸軍糧秣廠《りょうまつしょう》の外郭団体である糧友会が昭和四年、東京市内の胚芽米を審査した時の記録があるが、それによると「非常に搗き過ぎて胚芽残存率が一二%くらいのものがあり、またこれとは反対に胚芽は九〇%以上残っていても、その精白度がほとんど玄米に近いものがあった。これはいずれも胚芽米というべき価値がない。前者は胚芽米の生命とする胚芽を度外視しており、後者は消化吸収上遺憾である。我々の理想とする胚芽残存率は八〇%以上で、しかも精白度は八分づき以上のものである。今回の審査は若干低下して、胚芽残存の程度を七五%以上、精白度八分づき以上のものを甲とした。しかしこの圏内に入ったものはわずか五点で、大部分はこれ以下であった。すなわち七五%のものが九点、五五%以上のもの一四点、四〇%以下のものが四点という成績で、我々の理想とは遠いものが多かった」「しかも値段が高く、遺憾である」とある。

つまり胚芽米の理想は良かったが、実際問題として作るのが困難であったことを自ら認めているのである。そのため政府は胚芽米を国民の主食として全面的に採用することに躊躇《ちゅうちょ》し論争も熱を帯びていた。しかし脚気撲滅には何としてでも白米常食をやめ、ビタミンB_1を多く含む米の胚芽を摂取することが必要であった。問題は糠も同時に摂取するかどうかであったが、理想的な胚芽米用の精米機《せいまいき》が出来ない限り七分づき米論者の主張が優位であった。

ところが胚芽米論者は、精米機メーカーの佐竹製作所と協力しほぼ理想的な胚芽米用精米機を作り出すことに成功した。こうなると論争はさらに熱を帯びることになった。

昭和三(一九三〇)年人口食糧問題調査会の特別委員会が首相官邸で開かれた。米の食べ方については国家の存立を大きく左右する問題だとして、国政の場でも大いに議論されていた。島薗の指導で強力に胚芽米を主張していた陸軍は、強行に胚芽米を主張していた。陸軍は大正七(一九一八)年、シベリア出兵の際、七分づき米を兵食として送り込んだが、変質してしまった苦い経験があった。糠が酸化してしまったのである。そのため糠を落とした胚芽米はまさに理想の兵食と考え、胚芽米採用を委員に強く働きかけていた。

それが奏効したのかこの委員会は胚芽米を国の方針として打ち出そうということで、「胚芽米にあらざれば販売を禁ず」という議案を上程しこの日決定する手筈であった。ところがこの席で七分づき米論者の佐伯委員は強力に胚芽米反対を唱え、馬場内相も「原案に賛成した本委員も改めて賛成を取り消す」と発言した。土壇場になって佐伯の反対で逆転されたのである。

米の種類は比較的やわらかい軟質米とやや固めの硬質米の二種がある。胚芽米を作るには精米しても胚芽の落ちにくい硬質米のほうが適している。もし胚芽米が公認されることになると、軟質米の主要な産地である東北六県の米作地帯は大きな打撃を受けることになる。七分づき米なら米の種類に関係なくしかも従来の精米機で作ることが出来る。佐伯の主張もそこにあった。

この佐伯が仕掛けた逆転劇に島薗は強く反発し、以後十数年主食論争は感情的な対立へと発展したのである。これは二人だけの論争に留まらなかった。島薗に連なるのは東京帝大医学部、陸軍、さらに島薗の弟子香川昇三、東京市衛生研究所の藤巻良知、有本邦太郎ら一連の胚芽米論者がいた。

一方の佐伯側の七分づき米論者の人脈は国立栄養研究所の杉本好一、藤本薫喜、松沢九二雄、さらには佐伯が育てた初期の栄養士たちがいた。両者の争いは純粋な学問的論争に留まらず、感情的な対立から私生活の暴露や子供じみた嫌がらせにまで発展した。

栄養研究所、大阪市立衛生研究所長などを歴任した医学博士下田吉人は戦後「胚芽米と七分づき米のケンカは激しいもので、日本の栄養学の発展をどのくらい阻害したかしれぬ」と述べている。

いずれにせよ国がはっきりとどちらかに決めかねている状態では論争は収まらない。流通可能な良質な胚芽米が民間需要を満たすには、高性能な胚芽米用精米機が全国的に普及しなければならず、論争が先行した感があった。

陸軍は胚芽米兵食を推進することが必要と判断し、佐竹製作所の協力を得て全面的に新しく開発された胚芽米用の新型精米機の採用を決定し、海軍も陸軍に追随し兵食は以後胚芽米となった。軍は、呉、佐世保、舞鶴、横須賀、さらには台湾の高雄、朝鮮の木浦《もっぽ》、中国のハルピン、牡丹江等の軍施設内の精米工場で胚芽米製造に乗り出し、昭和二〇（一九四五）年の終戦まで胚芽米は兵食として供され兵士の脚気減少に効果をあげた。

しかし胚芽米用の精米機は民間需要を満たせず、市中では一般精米機を使うことが多く満足な胚芽米は普及しなかった。そのため胚芽米論争はなお続くことになった。

島薗の弟子香川昇三は胚芽米普及のために尽力したが早世し、その未亡人香川綾は戦後女子栄養大学（東京・駒込）を設立し胚芽米普及に尽くした。戦後、香川や精米機製造メーカー等の努力もあって胚芽米用の精米機のさらなる改良で理想的な胚芽米が製造可能となり、昭和五二（一九七七）年、その努力が実って胚芽米は法定米に認定され市販が認められるようになった。まさに戦前の執念が実ったのである。

しかし現在、胚芽米は消費が伸び悩み生産量も減少している。小型で安価な家庭用精米器の登場で、分づき米が家庭で手軽に出来るようになったので、敢えて胚芽米にこだわる必要はなくなってきていることもある。家庭で食べる分だけ精米するので糠が酸化する心配もなく、搗きたてを食べられるので胚芽米よりおいしくしかも安価である。

胚芽米か七分づき米かの議論は意味がなくなり、これからは胚芽とある程度の糠のついた分づき米が、家庭用精米器の普及で次第に主食として定着していくのではないかと思う。この精米器なら白米のほか三分、五分、七分などの分づき米が手軽に出来、まさに食生活改善の最も基本的な道具であり、いずれ一家に一台の必需品となるであろう。

ついでながら今我々は米を炊くとき米を研いでいるが、何故米を研ぐのかという意味を考えないで習慣的に研いでいる場合が多い。白米や分づき米の表面は空気に触れると次第に酸化し味が悪くなる。そこで米をよく研いで表面の酸化臭を取るのが米を研ぐ目的である。だから精米したばかりの米は酸化してないので研ぐ必要はない。

最近は家庭用精米器で分づき米を作る人が増えてきたが、習慣的に研いで炊いている人も多い。これは米を研ぐ意味を理解してないのだと思うが、精米したての分づき米を研いでしまったらせっかくの大事な糠の栄養分をみすみす水に流して捨ててしまっていることになる。つきたての分づき米は研がずに水を入れそのまま炊飯できるのである。最近話題の無洗米と同じように扱ってていいのだ。

一方「玄米少食」を主張した医学博士・二木謙三は若い時病弱であったが、玄米を良く噛んで食べることで健康体になった体験から玄米食の優位性を力説した。栄養的には糠と胚芽に多く含まれるビタミン、ミネラル、植物性脂肪、食物繊維などの全てを摂取できるので理想的である。ただ玄米をおいしく炊くには圧力鍋を使わねばならないということがネックになって、一部で普及しただけで国民的広がりはなかった。

玄米食を勧めた論拠の一つとして「白米は死んだ米であり、地にまいても芽が出ないが、玄米は発芽能力のある生き物である」と主張した。同じ米でも発芽能力のある玄米と、発芽能力のない白米とではその効能は大きく違い、食品の生命力の有無が人間の健康を大きく左右すると説いた。

生き物は完全な栄養素を備えていて、それをそのままいただくことが健康につながると考え、「生命なき食物は生命の糧《かて》とならず」と説いた。哲学的ではあるが含蓄の深い指摘である。昭和三一（一九五六）年細菌学、免疫学の功績で文化勲章を授与され、長く東京の都立駒込病院の院長を努め九四歳の天寿を全うした。

法定米は七分づき米に

昭和一四（一九三九）年、すでに日中戦争がはじまり戦時下の食糧難に対処するため政府は「米穀等搗精制限令」を制定し、事実上七分づき米が法定米と定められ、論争にケリがついた。節米目的の搗精制限（搗精《とうせい》とは玄米を精米機にかけて精米すること）ではあったが、以後脚気は半減した。しかしそれまでの論争があまりにも過激だっただけに学者間に深いしこりが残った。法定米とは公式に市中で売買が認められた米のことである。

明治以来の脚気論争、主食論争の過程で出てきたのが「たくさんのご飯と少しのおかず」という米食に偏《かたよ》りすぎた食生活への懸念だった。確かに脚気はそのような食生活を始めた江戸時代、元禄の頃から庶民にまで拡大されてきた。主食が玄米から白米へという大きな変化があったが、その白米の多食が脚気の原因でそこを改めようという論争だった。だからこそ白米を七分づき米や胚芽米に代えることが大事だとみんな考えたのだ。

主食が玄米か分づき米の時には少ないおかずでも脚気は起こらなかったのに、主食が白米になり、しかもたくさん食べる割には少ないおかずという食生活が問題だとされたのである。

この脚気論争と主食論争の二つの論争を通じて戦前までは米の食べ方の論議が極めて活発に行なわれたのであるが、しかし残念なことに戦後はパタリとこの論争は沙汰止みになってしまった。多くの日本人が米の食べ方をめぐってこれほど熱心に議論を闘わしたことはなかった。誰もが主食である米の重要性を充分認識していたためである。このような大事な論争があったことがあまり伝えられていないのは極めて残念なことである。米をめぐるこの論争の再燃を大いに期待したいところである。

日本の栄養学の成り立ちを理解するには、以上述べてきたように日本人は一体昔から主食の米をどのような状態で食べてきたのかを知ることが大事である。脚気論争、主食論争の二つの論争はアメリカ小麦戦略と共に戦後の食生活のあり方や栄養学の成り立ちを考える時、どうしても知っておかなければならないことである。

残念なことに今、これらのことがあまり知られないまま食生活が語られている。

第五章　戦後の栄養改善運動

戦後の主食はどうなったか

戦後は主食のあり方について深く討議されることなく法定米は白米となった。終戦直後の混乱期では主食論争を行なっているゆとりはなかったが、あっさり白米となったのは何故か。戦前あれほど主食の米の食べ方をめぐって激しい論争があったというのに。このことは戦後の食生活や栄養学の成り立ちを理解するのに大事な点であるが、その経緯が判然としない。類推すると以下のことが考えられる。

一つには食味の問題である。戦前七分づき米が法定米になり配給されたが、糠が流通過程で酸化して味が落ち評判がよくなかった。糠を全部落とした白米なら流通上も問題がないと判断され配給されることになったのではないだろうか。本来七分づき米等の分づき米は搗きたてはおいしいが日持ちがしないので、もし全国的に流通させるとなると米屋の数を増やし精米したての七分づき米を各戸に配給し、短期間で消費してもらえるような態勢を整える必要がある。戦後の混乱期にそれは無理であったろう。七分づき米の理念は良くても国民全てに等しく食べさせるとなると難しい。

また国民の間には白米食に対するあこがれが根強くあった。特に雑穀食の長かった農民にとって米だけの食事はあこがれであり、白いご飯は豊かな暮らしの象徴でもあった。理屈ぬきで白米に対する願望は長く日本人の間に育まれてきた感情であり、そのようなことも考慮されたのではないか。白米が脚気の原因と言われてもなお、白米にこだわりたい心理があったと思われる。

また戦争前から一部で玄米食運動が盛んになり節米目的から戦時中は強制的に玄米が配給されたが、圧力釜も普及しておらず、普通の鍋釜ではおいしくは炊けず不評を買い、戦後はその反動もあってか白米志向に走ったこともあったろう。

胚芽米は考慮されなかったのだろうか。胚芽だけを残し糠を取り去った米だから、酸化の心配は少なく分づき米よりは日持ちがする。しかし戦後の混乱期には胚芽米用精米器の全国的な普及は不可能で、法定米にするのは無理だったろうと思われる。

白米が法定米となったもう一つの理由として、当時の厚生省人事に関係があったのでは、という意見もある。戦後厚生省に栄養課が新設され初代栄養課長に有本邦太郎、課長補佐に大磯敏雄が抜擢された。有本は島薗順次郎の教えを受けた胚芽米論者、大磯は七分づき米論者の佐伯矩が設立した国立栄養研究所から厚生省に移っていたのである。

戦前両陣営は感情的な胚芽米論争を演じており、そのしこりがあって戦後の法定米はそのどちらでもない白米に決めざるを得なかったのでは、というのである。この人事が実際法定米決定にどの程度の影響があったのかは定かでない。しかし戦前両陣営ともお互いに同調者を募って泥沼の多数派工作をしてきただけに、単に有本、大磯両氏だけの問題ではなくそれぞれの背後に多くの信奉者を抱えていて、法定米はどちらに決めても混乱は必至でそれ以外の白米しか選択の余地がなかったという説である。戦前からの主食論争の経緯を見るとなるほどと思わせる点がある。

この対立する両陣営から一人ずつ課長と課長補佐を選んだ人事がどのような経緯で決まったのか不明だが、この人選自体が戦後の栄養学界をまとめていくための両陣営の妥協の産物だったのかもしれない。

いずれにせよ戦後の混乱期にはどちらの主張も声高に叫ぶことははばかられたであろう。しかし両陣営とも戦前には白米ではダメということで一致していたわけで、食糧にゆとりが出てきた時点で主食のあり方を考え直す機会を持つべきではなかったのか。その後主食論争の趣旨が全く忘れ去られ、語られなくなったのは残念だ。戦後の栄養改善は食生活で一番大切な主食を白米と固定した上で副食を考えるという方向で始まったのである。主食のあり方で副食が決まることを考えれば、戦後の食生活を考える時このことは重要である。

白米を基礎にした栄養改善

いずれにせよ白米が主食になると当然脚気の再燃が懸念された。戦前のような少ないおかずではダメだ、もっとたくさんという方向に栄養指導がされるのは当然の成り行きであろう。戦後の食糧難が過ぎて本格的に始まった栄養改善運動では、牛乳、肉類、卵、乳製品、油脂類等など何でもかんでも満遍なく食べることが栄養のバランスをとることだという教育が進められた。おかずの種類の多い欧米流食生活を手本にするのは栄養指導の上で好都合であった。それで脚気克服が出来ればもう主食にこだわる必要はないと考えたのかもしれない。戦後の栄養指導はこのとき、白米を主食にしてたくさんの副食という方向が決まったのである。

厚生省栄養課監修の『栄養改善とその活動』(昭和三一年、第一出版)によると「日本人は米食が主体であり、そのため米の過食、蛋白質、ビタミン、脂肪等の不足が免れがたい運命にある。またこれによって日本人の健康状態は相当被害を受けていることは明らかである。そこで主食としての米食偏重を排し、小麦を米と同様な地位において食生活に導入し、もってこれによって食形態を改善し、併せて栄養改善をはかろうとしている」と米への不信感を示している。

相当被害を受けているというその被害は脚気を念頭においてのことで、その対策として戦前米の食べ方が議論されたのだが、戦後白米が法定米になると米食偏重の懸念から小麦食に目が向いたのである。

さらに副食を多く摂ることも大事だとして「即ち公衆に対して一日一回は粉食、二回米食とする外、白米食の場合は強化米を用いることとし、米食粉食何れの場合も、栄養のバランスが取れるように動物性食品（魚介、肉、卵、牛乳）、油脂類、大豆製品、蔬菜《そさい》類等をつとめて多く摂るように指導教育が行なわれている。既にこの教育活動は、明治時代より行なわれており、近年は殊に活発化し、現在具体的には新食形態としてのパン又はウドン、マカロニーなどの小麦食品を主体とする栄養食形態及び料理の普及、米食における強化米の利用奨励が目下なされている」とし、戦前まで少なかった肉、卵、牛乳、油脂類の摂取を指導している。

またパン、マカロニの原料は硬質小麦（強力小麦）で日本ではほとんど産出できず、もしこのような食形態が望ましいとするなら外国からの輸入に頼らなくては実行不可能である。まさに主食を外国頼みにするという「新食形態」によって栄養改善が進められることになった。

さらに脚気予防には副食増量だけでなく、強化米の利用が勧められた。強化米とは白米では不足するビタミンB_1を化学的に合成し添加した米で、脚気予防の目的でビタミンB_1の薬品は種々の食品に使われていた。今では各種のビタミン、ミネラルが錠剤としてあるいは食品などに添加されているが、これらの栄養強化食品のはしりは昭和二〇年代の強化米であった。

本来なら米の胚芽に含まれるビタミンB_1を活用してこそ脚気は防げるのに、主食は白米との固定観念から抜け出せず薬剤添加で乗り切ろうという発想は、戦後の栄養教育の栄養素主義を端的に表している。

米のほかにも同書によると「強化白米の普及のみならず、一般強化食品の普及が脚気予防に役立つ。ウドン、パン、牛乳、味噌、粉乳、菓子（キャラメル、ドロップス、ビスケットなど）をB_1を以て強化することが行なわれ、醤油の強化を計画している人もある。これらの強化についても厚生省の栄養改善法により奨励が行われている。B_1の化学的合成が容易となり、B_1剤が廉価に供給せられるようになった結果、一般家庭でB_1を常用することが容易になった。食卓にB_1剤をおいて食事に際して常用し、また錠剤を時に応じて内服する。純粋なB_1製剤のほか、綜合ビタミン剤も用いられ、又酵母製剤が用いられることもある」として、脚気などの対策上薬剤としてのB_1剤を種々の食品に添加することを奨励している。さらにはB_1剤の服用が勧められるほど脚気の懸念が戦後も強かったのであろう。

最近は体の不調を訴える人が多いせいか、サプリメント（栄養補助食品）に頼る人が増えてきた。現代社会は体を使わない割には頭を使い神経を使い、おまけに忙しく、外食に頼るというライフスタイルになりがちで、なかなか食生活に気を配ることも出来ない状態になってきている。

それだけに安易にサプリメントの錠剤に頼る人が増えてきたためであろうか、需要が大きく伸びている。しかし本来はその前に毎日の食生活に誤りはないかどうか考え直すべきであろう。

当時は官民挙げてパン食普及に熱心だった時期で、戦後栄養指導の面で大きな功績のあった栄養学者高橋武雄氏はその著書『食生活改善の実際』（朝倉書店）の中で「コメは澱粉が主で蛋白と油分が少なく、ビタミンに欠乏し重量が多いから胃を疲労させる。この不足分を何かで、補充しないと完全栄養にならない。ところがオカズを作るのが面倒であったり、手に入りにくい時にはつい飯と味噌汁と漬物（野菜の）位で常食してしまう、そこに問題がある。米には蛋白質が七％、油分が一％しか含まれておらず、前述の必要栄養分に比較すると蛋白質は三分の一、油分は七分の一の少量に過ぎない」として白米は栄養的に問題があるとしている。この点は主食論争当時から言われてきたことで、だからこそその白米食を改善して七分づき米や胚芽米の必要性が議論されたのである。しかし戦後の主食が白米と固定されると、勢い麦食に目が向いてくるのである。

「麦主食とすればウドンよりパンが衛生的にも経済的にも優れておることは世界の八割がパン食であることでもわかる。だとすれば敢然米食にパン食を加えることを決意すべきではあるまいか。大戦前の日本の生活と今日では事情が違うから、どうしても時代に沿うためにはパン食の採用は避けられない。（中略）パン食を続けているうちに米飯に感ずる食趣味に劣らない嗜好が湧いて来て、今日もパンが食べたいなあという気がでてくる。（中略）パンの真のウマサを研究してパンを常食化するよう努力しよう。またせねばならぬ運命にある」としてパン食を勧め、「食生活改善の面からいうと、主食を米一つに限らず数種の主食を組み合わせてとり、多方面から様々の栄養が採れるように習慣づけることも健康と長寿に効果をきたすことである。パン食などを導入すれば胃腸が楽をし、食塩量が減るので腎臓や血圧を助けるので生命の延長にもなり、保存食等を巧みに応用し配合をすれば多忙時にも栄養が簡単にとれて、労働過重による体力消耗を防ぐから病気や老衰の予防に役立つのみでなく、労働能率向上と食準備時間の短縮等か生活時間の増加が得られる」としている。

あまりにパンに対する肩入れが強い気がするが、当時は白米偏重の弊害を避ける意味で栄養学者たちはおおむねパン食の普及に熱心で、高橋氏が特別だったわけではない。脚気の再燃を防ぐには米、とりわけ白米だけに頼ることの不安があったのだろう。しかし法定米が白米となった以上、その弊害を防ぐにはパン食導入が不可欠と考えたのである。

高橋氏は何としてでもパンを食べさせたかったようで、自家製のフルーツバター（果物類、人参、バターまたはマーガリン、スリゴマ、魚粉又は削節粉、砂糖、酢などをまとめて練る）、野菜ジャム（人参、玉葱その他の野菜、みそ、魚粉、バター、油、青ノリ、砂糖、焼酎等を混ぜ合わせ六〇度位で煮る）、アンコペースト（アンコ、キナ粉、砂糖、油、砂糖、酢、塩を混ぜ加熱して練り上げる）などをパンにぬることで望ましい食生活になるのだと強調している。パンを何とか食べてもらいたいという意欲はわかるが、これが果たして日本人の望ましい食文化のあり方かどうか考えさせられる。

そして「以上は子供、男子、婦人に喜ばれるものを一例ずつ挙げたが、かような配合は工夫次第でいくらでも簡単にできるし、値段も安直《ママ》にあがる」としている。また牛乳、卵をとる場合はそれらの副菜を減じても良いとし「さてそこでその全体の価格を時価で計算し、燃料費を加算してみるとパン食が米食に比べて相当経済的であることが解るし、体の調子もよくなることが明らかになる。（中略）この方式ならパン食実施は決して不可能ではない。実行は勇気を待つのみである」とし、さらに油脂の効用を説き経済的な側面から「油質の栄養価値を白米に比較すると価格は三分の一にしか過ぎない。だから油物を常食に加えることが栄養会計をプラスにする。米と麦を栄養価格から比較すると麦は三割以上も安い」とパン食の優位を強調している。

昭和二九（一九五四）年に出版されたこの本は当時の世相を端的に表している。安価な輸入小麦で粉食奨励策が熱心に推進されていた時期で、パン食普及は栄養関係者の共通の目標であった。パン食普及のためなら戦前までの伝統的な食形態にとらわれるのではなく新しい発想が必要だったのである。

昭和二〇年代、人口八千万人を養うには米不足の状況ではパン食に頼らねばならぬ事情があったが、米の需給にゆとりの出てきた二〇年代後半になってもさらにパン食普及は続いた。つまり米不足が理由にならなくなると、パン食の栄養学的優位性が強調される指導が積極的に行われるようになった。そして三〇年代に入ると、アメリカ小麦戦略の後押しを得てさらにパン食普及に拍車がかかるようになったのである。

栄養改善運動の柱は「粉食奨励運動」でパン食を勧め、「蛋白質とりましょう運動」で動物性蛋白質の魚介類、肉、卵、牛乳、乳製品、植物性蛋白質の大豆製品を、さらに「油いため運動（フライパン運動）」で油脂類の摂取を促し、それらを満遍なくバランスよく摂取するというのが主な内容であった。

魚介類を除く全ての食材は元をただせば供給元はアメリカで、その後押しがあればこその栄養改善運動であった。欧米型食生活が近代的で望ましいという食生活近代化論が主流となり、食の近代化を急ぎたい日本側の意向とアメリカの戦略が見事に合致した共同作戦であった。

戦後の栄養改善は急速に高蛋白、高カロリー、高脂肪の欧米型路線を日米共同で強力に推し進めることで始まったのである。アメリカ側から栄養改善運動の為の資金と余剰農産物の提供という後押しを受けて、日本側は食生活近代化論を背景に運動を展開した。

かくして栄養改善運動は欧米並みの「進んだ」食生活を目指したのである。このことは明治一七年の高木兼寛の海軍の兵食実験を思い出させる。あの時も脚気撲滅に同じような食事が望ましいとされ海軍の兵食として採用された。その時の兵食は白米に大麦を三～四割混ぜ、さらにパンを加え、副食に肉類、卵、牛乳などの動物性蛋白質を増量した。それまでの白米多食に少ないおかずではなく、洋食の兵食によって脚気撲滅への足がかりを得た。

戦後の栄養関係者がそのことを思い出したわけではないだろうが、いずれにせよ今回も白米を前提にしての発想であった。当然足らざる栄養素は副食から、その副食は動物性蛋白質や油脂類の摂取が食生活の近代化だという食生活近代化論が主張され、かくして食の欧米化は一気に進むことになった。当時多くの栄養学者がその路線を支持していた。

尚、戦後法定米は白米だけで推移したわけではなかった。終戦から三〇年以上経って胚芽米は再び復活した。戦前胚芽米の製造販売に執念を燃やしていた精米機メーカーは胚芽残存率八〇％以上で、一定の白度を保った理想的な胚芽米用精米器の更なる改良に成功した。米穀業者や香川綾氏等の努力があって国は昭和五二（一九七七）年胚芽米を法定米に認定し市販されることになった。

当時欧米型疾患の増加と一部で脚気再来の兆候があり、香川綾氏ら栄養関係者も胚芽米を主食として復活すべきと判断し熱心に働きかけた結果であり、このことは高く評価される。こうして白米のほかに胚芽米が法定米の仲間入りをしたが、配給米として全国的に供給されたわけではなかったので、残念ながら栄養改善は一部にとどまった。品質保持のため真空パックで売り出したため割高となり期待したほどの広がりは見られなかった。現在生産高は減少傾向である。先述のように最近は家庭用小型精米器の登場で家庭で手軽に好みの分づき米が出来るので、敢えて胚芽米にこだわる必要がなくなってきたこともある。

動物性食品と油脂類が食の近代化？

戦後欧米食を手本に栄養改善を行なおうとした裏には、戦前までのご飯に味噌汁、漬物という食生活に対する不信感が根強くあったからに他ならない。当時、厚生省や栄養関係者は日本の伝統的な食生活をどうみていたのであろうか。昭和三五（一九六〇）年発行の『食生活はどうなるか』（岩波書店）から引用してみよう。著者の中山誠記氏は当時農林省農業総合研究所員であるから、農林省の公式見解と大差はないと思われる。

その中で諸外国の生活水準とカロリー摂取の割合を比較し「概していえば西、北欧諸国と、北アメリカ、及び大洋州の国々が三千カロリー前後の最高グループに属し、東、南欧、及び中近東諸国が中位のグループで二千五百カロリー前後、アジア諸国は最低で、いずれも二千カロリー前後しか摂っていないのである」「食生活水準の低い国は、全体の摂取カロリーが少ない上に、澱粉質食品の食べ方は逆に多いのであるから、その他の食品類の摂取量が極端に少ないことは当然である。その結果、油脂類や動物性食品の摂取量は、国によって非常な違いを持っており、たとえば動物性蛋白についていうと、最高のニュージーランドと最低のインドとの間には十倍以上の差が見られるのである。以上を通じていえることは、世界各国間における食生活の差は、量と質とが相ともなう関係にあり、質的に栄養状態の劣っている国民は、量的にもまた低位の水準におかれているということである。さらに、このような劣悪な食生活水準に甘んじている国民が、国の数としてはともかく、人口としては世界の六割に及んでいる事実に、われわれは注目すべきであろう」として生活水準の低い国ほど摂取カロリーが少なく、しかも逆に澱粉質の割合が高く、その分動物性蛋白質、油脂類の摂取が少なくなっているという。このように、国際比較を縷々《るる》述べた後、日本がどのような地位を占めているかについて次のように述べる。「一口にいってそれは、世界の最低グループに属しているといっていい。澱粉質食品についてだけはほぼ飽和状態に達しているものの、総摂取熱量も、東南アジア諸国を僅かに上廻る程度。動物性蛋白の摂取量は、たとえばアメリカの五分の一に過ぎない。しかも内容的にいうと、日本人の食べている動物性食品のうち五五%は魚に頼っており、畜産物は牛乳二〇%、肉と卵がそれぞれ一二%に過ぎない。これに対して外国の場合は動物性食品の大部分が畜産物なのである。かくして、たとえばオーストラリアでは、一日に一人四百グラムの肉を食べているのに対して、日本ではわずかに一〇g。フィンランドではバターを除く牛乳および乳製品の消費が一日一リットル（約六合）にも及んでいるのに対して、日本のそれは、最近飛躍的にふえたといいながらなお四〇cc（〇・二合）に過ぎないといった状態で、国際的に問題にならない低さである。日本人の食生活水準は何故このように低いのであろうか。その原因の一つは、明らかにわれわれの生活全体の貧しさにある」「日本の経済は、欧米の一流先進国に較べれば、確かに相当の遅れを持っているが、さればといって、いわゆる後進国の仲間に入るほど低い経済状態でもない。にも拘らず、その栄養水準は全く後進国なみ、いや見方によればそれ以下でさえある（たとえば、油脂類の摂取量など、東南アジア諸国の方がはるかに多い）」。

穀類やイモ類の澱粉質の摂取が多い国は食生活が貧しく、肉類、卵、牛乳、乳製品等の動物性蛋白質や油脂類を多く摂る国民ほど食生活の質が良く近代的である、との見解であるが、これは中山氏に限らず当時の栄養関係者のおおむね一致した見方であった。それだからこそ欧米を手本に追いつけ追い越せとばかり、一刻も早くそのような「近代的」な食生活に持っていこうと栄養改善運動を熱心に行なったのである。

欧米の食生活を手本にすることがいいのか大いに疑問があるのだが、当時は豊かな国ヨーロッパやアメリカの全てを吸収することに必死だった時代である。その豊かさのシンボルがパンや牛乳、肉であり、バターやチーズであった。そういう食生活こそ日本人の健康につながると栄養関係者は確信していた。その確信があればこそ栄養問題は常に欧米と比較されて語られてきた。まだまだ少ない、もっと肉を、もっと油をという指導が熱心に行なわれたのである。

当時その流れに疑問を持つ栄養学者はほとんどいなかった。まるで熱に浮かされたように欧米型食生活に絶対の信頼をおき、それを目標に活動してきたのである。この流れは止めようがなかった。

終戦直後の虚脱状態に気前よく援助してくれるアメリカの経済力、底力を身にしみて感じたであろう。戦争に勝ったアメリカ、身体の大きいアメリカ人、近代国家を作り上げたアメリカ、その元となるのはパン、肉類、牛乳、乳製品であり、さらには欧米流の栄養学であり説得力があった。

米よりもパン、味噌汁よりも牛乳、さらに豆腐、納豆よりも肉、卵、という流れであった。その流れに沿った栄養改善が厚生省の指導のもと熱心に行なわれたのである。

第六章　欧米型栄養学導入の間違い

日本とヨーロッパの風土の違い

明治以来日本の栄養学は、伝統的にヨーロッパの栄養学を手本にしてきた。ヨーロッパで生まれた栄養学は、科学的な手法で栄養分析、効率的な食物摂取の仕方を追求して得られた学問である。明治時代、西洋に追いつけ追い越せの意気込みでヨーロッパの近代的な栄養学を吸収した日本は、戦後になって急速にその普及をはかった。文明先進地の学問こそ合理的、科学的であり、早急に導入する必要があると判断したためである。しかしヨーロッパ生まれの栄養学を日本に導入し普及する必要があったのだろうか。

本来栄養学はその土地、その地方の産物を基礎にして発展した学問である。この地球は熱帯から寒帯まで気象条件は幅広く、その地域ごとに気候風土が大きく異なり当然産物の種類も多様である。ヨーロッパで生まれた栄養学は当然ヨーロッパの産物を基礎にして生まれたはずだ。その産物とは何であろうか。ヨーロッパの風土はおおむね寒冷地で降水量が少なく、空気は乾燥している。夏が短く植物は充分伸び切らないうちに秋を迎える。

このような気候風土では米や野菜は育ちにくい。しかし小麦や牧草なら良く育つ。小麦からパンを作る。牧草はヒトがそのまま食べるわけにはいかないからまず家畜に食べさせ大きく育ててその肉を食べる。あるいは牛から牛乳を搾《しぼ》り、ニワトリから卵をとる。牛乳からバターやヨーグルト、チーズなどの乳製品を作る。こうしてパン、牛乳、肉類、卵、乳製品という欧米型の食形態が長い間かかって作り上げられてきた。

当然、人体もそれらの食物を胃腸でうまく消化、吸収できるシステムを備えるようになっていった。胃液、膵液などの消化液の性質、酵素の働き等などそれらの食材をうまく体内に取り入れるのに最適な機構を獲得していった。食形態がその民族の体質を形成していったのである。

彼らがその土地で生きようとするとそのような食形態にならざるを得ない。そこで得られる産物を最も食べやすいように加工し、組み合わせて食卓に上げてきた。豊かな食生活を求めた結果ではなく、そのような食生活にする以外生きるすべがなかったのである。米や野菜をたくさん食べたいといってもなかなか出来ない相談だ。どこの国も、どの地方も一つの例外も無く、必ずその土地で、その季節にとれるもので命をつないできたというのが人類の長い歴史である。この原則を離れてヒトは生きられない。

そういう風土の中で生まれた栄養学というものは、当然それらの産物を基礎にして、その効率的な摂取の仕方を考えるということになる。肉はどのように調理してどのくらいの量を食べたらよいのか、卵はどうか、バターやチーズは……などと考えていくことで栄養学が生まれた。欧米流の栄養学はヨーロッパの人が健康維持のためにそれらの食材の合理的な摂取の仕方を追求していく中で発展した学問である。あくまでもヨーロッパで得られる食材が基礎になっている点を見るべきである。

これに対して日本ではどのような産物がとれるであろうか。ヨーロッパと違い温暖の地であるから当然産物が違う。温帯モンスーン地帯に属し高温多湿で雨が多いという気候風土のもとでは米や野菜がよくとれる。米は日本の気候風土に合い主食の座を占めた。それに麦、アワ、ヒエ、キビ、イモ類などの雑穀からエネルギー源となる澱粉質をまかなってきた。また周りを海に囲まれ、暖流、寒流のぶつかり合うところに位置しているから、魚介類の量も種類も豊富で海草も採れる。

これらの産物に加えて日本の気候風土が作り出した素晴らしい食文化が発酵食文化である。温度が高く湿気が多いということは食品は腐りやすい。この腐るという性質をうまく利用して日本各地で種々の発酵食品が作られた。菌の性質をうまく利用したのである。

菌には善玉菌（乳酸菌、麹菌、ビフィズス菌など）と悪玉菌（大腸菌、赤痢菌、サルモネラ菌など）があり、善玉菌が繁殖することを発酵、悪玉菌が繁殖することを腐敗と呼んでいる。ともに一定の温度と湿度が必要で、日本の気候風土は各種の菌が繁殖するには都合の良い条件がそろっている。

発酵食品はこの善玉菌を上手に活用し、昔から漬物、納豆、味噌、醤油、酒、甘酒などに発酵技術が生かされてきた。日本の気候風土が発酵食文化、発酵技術を支えたともいえる。大豆を麹菌で発酵させた味噌は日本人の貴重な蛋白源ともなった。日本食で欠かせない味噌汁はまさに日本人の叡智の結集ともいえよう。味噌汁のダシは煮干、鰹節、昆布、シイタケなどを使ってきた。具となる野菜、豆腐、海草などの原料も全て日本国内で間に合う。漬物用の野菜も豊富にある。塩も海水から作ることが出来る。

これらの食材を上手に使って伝統的な日本食は生まれてきた。主食は分づき米か玄米、それに味噌汁、漬物、動物性蛋白源は魚、貝、たまに卵である。それらを材料にして日本食の形態が作られてきた。それが日本人の生理にあった食生活なのだ。日本人の食生活は日本国内でとれるこれらの産物を基本に営まれてきた。全ての食材は国内でそろえることが出来たのである。

最近のグルメブームのように短期間で生まれたものではなく、数百年、数千年の永い間かかって智恵と工夫を生かした日本独特の食文化が完成したのである。明らかに日本とヨーロッパでは産物が違い、当然食生活の伝統が違うのだ。

栄養学を考える時、まず最初に日本とヨーロッパの産物の違いに注目すべきであろう。この違いを無視してヨーロッパ生まれの栄養学を日本に輸入し広め、日本人も欧米人と同じ物を食べろと指導してきたのが戦後の栄養教育である。

食生活はどの国でも長く連続した歴史がある。ところが日本では戦後急に、それまでの伝統的な日本食を断絶する形で、欧米流の食生活が近代的で望ましいと教えられ短期間で普及された。

しかしヨーロッパで生まれた栄養学はヨーロッパ人の体質に合った栄養学であり、あくまでもヨーロッパ人のための栄養学である。決して日本人の体質や日本の産物を基礎に研究された学問ではない。食物は急に変わっても胃袋はそう簡単に変われるものではない。だからヨーロッパ生まれの栄養学をそのまま日本に当てはめ広めるなどということは、決して行なってはならないことなのだ。

その一番大事な点をすっかり忘れ、戦後一生懸命欧米流栄養学を日本に根付かせるために栄養関係者は栄養改善運動をしたのである。欧米流栄養学を参考にすることはいいが、それを日本に持ち込み広めたのは大きな間違いであった。日本人には日本の風土に合った、日本でとれる産物を基礎にした栄養学なり食生活を考えるべきであった。それをしないで、欧米崇拝ムードに乗って欧米のものなら何で優れていると錯覚したところに今の栄養学の大きな間違いがある。当時の栄養関係者はあまりに欧米流の栄養学を絶対視し、それを日本で普及させることが日本人の健康増進に役立つと考えてしまったのだ。

戦後の栄養改善運動がこのヨーロッパの栄養学を手本にしている以上、日本人もパンと肉類、卵、牛乳、乳製品を食べろという栄養教育が行なわれるのである。全く風土とその土地の産物の違いを無視して機械的にヨーロッパの栄養学を日本に当てはめているだけであり、そこには日本人が長い間かけて築いてきた伝統的な食文化はすっかり忘れ去られている。

戦後の栄養教育はこの違いを無視したところに特徴がある。それに対する反省がなければ正しい栄養学の普及は出来ないはずだ。厚生省、栄養学校、栄養学者は戦後一貫して、欧米流の間違った栄養指導を一生懸命おこない、日本の伝統的な食文化を破壊し、日本人の健康をおかしくしてしまった。良かれと思ってやってきたことが実はとんでもないことだったということに気づかない限り栄養学の改善はない。

食性について

ライオン、トラ、ヒョウなどの肉食動物は他の動物の肉を、馬やキリン、ウサギなどの草食動物は草や木の実などを食べている。どんな動物でもその活動範囲内で得られる食材を、入手可能な方法で獲得してきた。例えばライオンやトラなどの肉食動物が獲物を捕らえるには鋭い牙、相手を捕まえて押さえ込むカギ爪と腕力、一瞬に相手を倒す瞬発力、さらには獲物を追いかける速い足が必要でそれらの要件を備えている。草原で狩りをするには不可欠な条件である。

一方、馬やキリンはこれとは対照的に植物性の食材を得るのに適した条件を備えている。他の動物を追いかけて捕らえる必要もなく、逆に外敵から身を守る優れた聴覚、嗅覚、草や穀類を噛み砕くのに適した臼歯、長時間走ることの出来る耐久力、常に集団生活で対処する智恵等などを持ち合わせている。

いくら肉に栄養があるからといって馬やキリンが他の動物の肉を食べることはない。動物は栄養を考えて食べることはしない。本能的に食べるものが何であるかを知っていてそれだけ食べていれば間違いはない。動物が本来食べるべき食物は決まっていてこれを食性という。

この原則に照らしてみると、ヒトの望ましい食物が何であるかは、昔からヒトは一体何を食べてきたのかを見れば答えはおのずとそこにある。ヒトの食性を考えることは望ましい食生活を探る時、非常に大事な基本的指針となる。その意味でその民族の昔からの食生活を見ることは、現在我々は一体どんな食生活が望ましいのかを考える時の一番のお手本になる。長い間の検証を経てきているのだからこれほど確かなお手本はない。日本人なら間違いなく日本で、その地域でその季節にとれた産物を食べてきたはずである。

日本の食生活の長い歴史を見ると常に食糧が安定的に得られたわけではないが、同時に栄養や健康を考えて食べてきたということでもない。常にその土地で入手可能なものを食べてきただけである。そのことによって日本人の体質が形成されてきたのである。

ところが欧米流の栄養学を導入してから、この本能的な食性ということを忘れ、食べることにいちいち理由をつけるようになった。蛋白質がどうの、ビタミンがどうのと「科学的」に思考して食べることが「進んだ」食生活、「文化的」な食生活という意識が強くなってきた。そのように教育されてきたというべきであろうか。科学的にさえ考えて食べればそれが正しい食生活になると確信してしまった。ヒトが動物であることを忘れ、ヒトの食性を忘れ、それまで日本人がほとんど食べたことも見たこともない食材が科学的の名のもとに奨励された。

人間は他の動物よりも豊かな食生活を謳歌している、と思っているが、しかし動物の世界に本来病気は少ない。人間はガンや心臓病、高血圧、肥満、精神病、脳溢血等など自ら作り出した病気で苦しんでいる。これらのいわゆる現代病はヒトの出現以来宿命的について廻ってきたものではない。ヒトが自然を離れ「豊かな」食生活を追い求めた結果、そのツケを背負ってしまったのである。この点は動物の世界を見習う必要がありそうだ。

食物の分析をして栄養素のみに執着しているあいだは、望ましい食のあり方は出てこない。いくら栄養学が進歩して科学的な結論を得ようとしても、ヒト本来の食性のあり方を考えることなしには正解は得られない。栄養学を追求する前に「食性」の重要性をまず認識すべきであろう。この視点は今の栄養学で最も欠けている点である。

もちろん栄養学の研究が全く無意味だというのではない。ヒト本来の食性に対する深い理解がないまま栄養学という学問をいくら研究したところで、土台のない建物のようなものだといいたいのである。

栄養学は我々の食生活を考慮する時どれほど信頼できる学問であろうか。栄養学は食品の分析が目的ではないが、しかし食品を科学的に分析することで得られる種々の情報を総合的に勘案して、ヒトはどのような栄養素をどのくらい摂取するのが好ましいかを割り出してきた。それが栄養学となって体系づけられ学問として発達した。

明治初期に日本がヨーロッパからの栄養学に接した時には、これぞ日本にはない進んだ学問だと驚き、それを受け入れることが科学的で正しい選択と思ったであろう。栄養学に大きな信頼を寄せていた。そこから導き出される結論は、だから一定の説得力があった。少なくともそう考えられてきた。

しかし栄養学からだけで食生活を判断してもいいものだろうか。例えばヒトが食物を摂取するときの状態はあまり栄養学では考慮されてはこなかった。同じ物を食べても食欲のある時、無い時では同じカロリー、同じ栄養素が得られるものだろうか。気分よく食べた時、重い気分で食べた時、それぞれ大きな違いがあると思うのだが、栄養学の分野ではこのようなことに注意を払って判断するということはあまりない。

栄養士は栄養計算をする時、食品分析表を頼りにするが、そうするとご飯一杯のカロリー、栄養素の量は誰がどんな状態で食べても同じということになる。大人が食べようが子供が食べようがお年寄りが食べようがである。まして体調の良い時、悪い時に食べても計算上は同じことになってしまう。

体調が同じでも体質の違いで吸収率に差が出ることもある。熱量や栄養量ははっきりと数字で出ても、それがそのままヒトに栄養になるとは限らない。

栄養学上の計算だけからではなく、食べる側の体調、体質、心の状態、空腹時かどうか、いろんな状況を判断しなければならないのだ。食べる時の体調、心の状態を考慮して栄養計算するなどということは難しい。不可能に近いといってもいいだろう。そうなると標準的な例を他に当てはめるしかない。つまり実際の摂取カロリー、栄養素とは違っていることを前提にしているのである。

第一その食品分析表も改定のたびに数値が違ってきているので、どこまで信頼して計算したらいいものか疑問である。同じ食材でも産地によって、あるいは野外で育てた露地ものとハウス物とでは数値は違う。同じ産地でも収穫時と日数が経過した時では栄養素は違ってくる。いろんな条件で大幅に数値が違ってくることもある。つまり栄養計算は食品分析表から正確に計算しても実際とは違うのが普通だ。

栄養士は栄養学校で習ったとおりの緻密な計算をすることが科学的で正しいという認識があるから必死になって計算し納得する。いかにも栄養士の仕事をしているという満足感に浸るひと時でもあろう。しかし最近は栄養計算はコンピューターでいとも簡単にできるような時代になってきたし、変動しやすい数値をもとに計算してみたところでどれほどの意味があるのだろうか。これでは栄養士の存在理由が薄くならざるを得ない。

つまり科学的と思われている栄養学のみに頼って食生活を判断するには限界がある。栄養学以外の要素がいろいろあるということを前提に考えなければならない。栄養学だけからは判断できない要素が多いということをまず念頭におくべきであろう。

そこで栄養学以前の問題として、ヒトは昔から何をどんな風に食べてきたのかを探ることは大きな意味があると思う。

我々日本人が永い間続けてきた食生活というのは、あまり精製しない穀類を主食に味噌汁、漬物、野菜類、大豆製品、魚貝類などである。それを永い間続けてきたおかげで今日の我々がある。もしそのような食事が貧しくて劣っていて生理に合わないような内容だとしたら、長い年月の間に体調を崩し次第に淘汰され今日の我々はないはずだ。

栄養学という学問を持ち出さなくとも、昔から我々の祖先が永い間食べてきた伝統的な食生活が、体の生理に一番合うと考えてもいいのではないか。短期間でなく少なくとも数百年、数千年の永い間にそれらの食材が体の生理にマッチしてきたのである。どの民族もその土地でとれた食材で命をつないできたはずで、永い間食べ続けてきた食材でその民族の体質が形成されてきたのである。それが一番生理にあった、つまり体にやさしい食生活といえる。このことは何も栄養学の知識を持ち出さなくとも容易に理解できることである。

食生活を考える時はまずこのことを念頭におくべきであろう。つまりその民族が一体どんな食生活を昔から永い間してきたのかということである。日本人は日本でとれる産物を、ヨーロッパの人はヨーロッパでとれる産物、アフリカの人はアフリカで取れる産物を永い間食べ続けてきたのである。それを守っていれば間違いはないはずである。ところが明治以来ヨーロッパ生まれの栄養学を学び、それが科学的とされ、戦後はその傾向が一層強くなり日本に急速にそして強烈に入り込んできた。そこから食生活のあり方を判断するということが科学的で正しい思考方法であると考えるようになった。しかしそう考えるようになってから日本人の食生活はおかしくなったのだ。

食生活のあり方をヨーロッパ流の合理的、科学的な見方で判断するようになり「科学的」にさえ考えれば間違いないはずだという思い込みがあったのだろう。日本では産出できない硬質小麦（パン用小麦）で作るパン食を勧めたり、あまり経験のない肉類、牛乳、バター、チーズ等を一生懸命勧めたのである。それが「科学的」に導き出された栄養学の教えであった。しかしこんな食生活は日本人が一度も経験のないものである。戦後急にヨーロッパの食生活は豊かで日本の伝統的なご飯に味噌汁、漬物では貧しいとされてしまったのである。本当に貧しい食生活なのかどうか、日本の風土ということに立脚して考え直すべきであろう。

戦後の食糧難が過ぎ量的問題がかろうじて解決されると、次は質の向上が必要とされ栄養改善運動がはじまったが、その運動を進めるための科学的根拠が必要となった。今までとは違って何故食べるかの必要性が「科学的に」教育されるようになった。蛋白質が良質だ、カルシウムが多い、油は必要だ、常に欧米と比べて議論されることが科学的とされてきた。もうそこにはヒトの食性という考えは入り込む余地はなかった。

栄養のバランスが大事、とは

戦後、栄養改善運動の中で「栄養のバランスが大事だ」という指導が徹底して行なわれた。この言葉ほど説得力をもってなるほどその通りと思わせる響きも少ない。何事につけアンバランスというのは万事よくないというイメージがあるため、その反対に「バランスが大事」「バランスを重んじるという」というと、それだけで無条件に素晴らしい、というイメージが湧いてきて、その内容を詳しく吟味しないまま受け入れてしまうところがある。「栄養のバランスが大事だ」と言われるとそのバランスの内容が一体どんなものなのかわからなくても、その一言で片付けられて、そうだそうだとうなずいて納得してしまうのである。

栄養改善運動で勧められた栄養のバランスとは、米食偏重を排してパン食も取り入れ、さらに味噌汁、漬物ばかりでなく肉類、牛乳、乳製品等の動物性蛋白質と油脂類を加えた食生活という内容である。早い話が何でもかんでも好き嫌いなく満遍なく食べなさいという指導になっている。

昭和三三（一九五八）年、厚生省は「六つの基礎食品」の指針を示し分かりやすくバランスのとれる食事を作る目安を示した。それによると食品群をその主な働きに応じて六つに大別し、各群からそれぞれ何品かを選んで献立を立てると栄養のバランスのとれた望ましい献立になるとしている。

その第一群は、主に蛋白質摂取のために魚、肉、卵、大豆、大豆製品など、第二群は主にミネラルの補給として牛乳、乳製品、海藻、小魚類、第三群は主にビタミンの補給として緑黄色野菜、第四群は主にビタミン、ミネラルの補給として淡色野菜、果物、第五群は主に炭水化物の補給として穀類、イモ類、砂糖など、第六群は主に脂肪の補給として、油脂類、脂肪の多い食品……の

六つの基礎食品

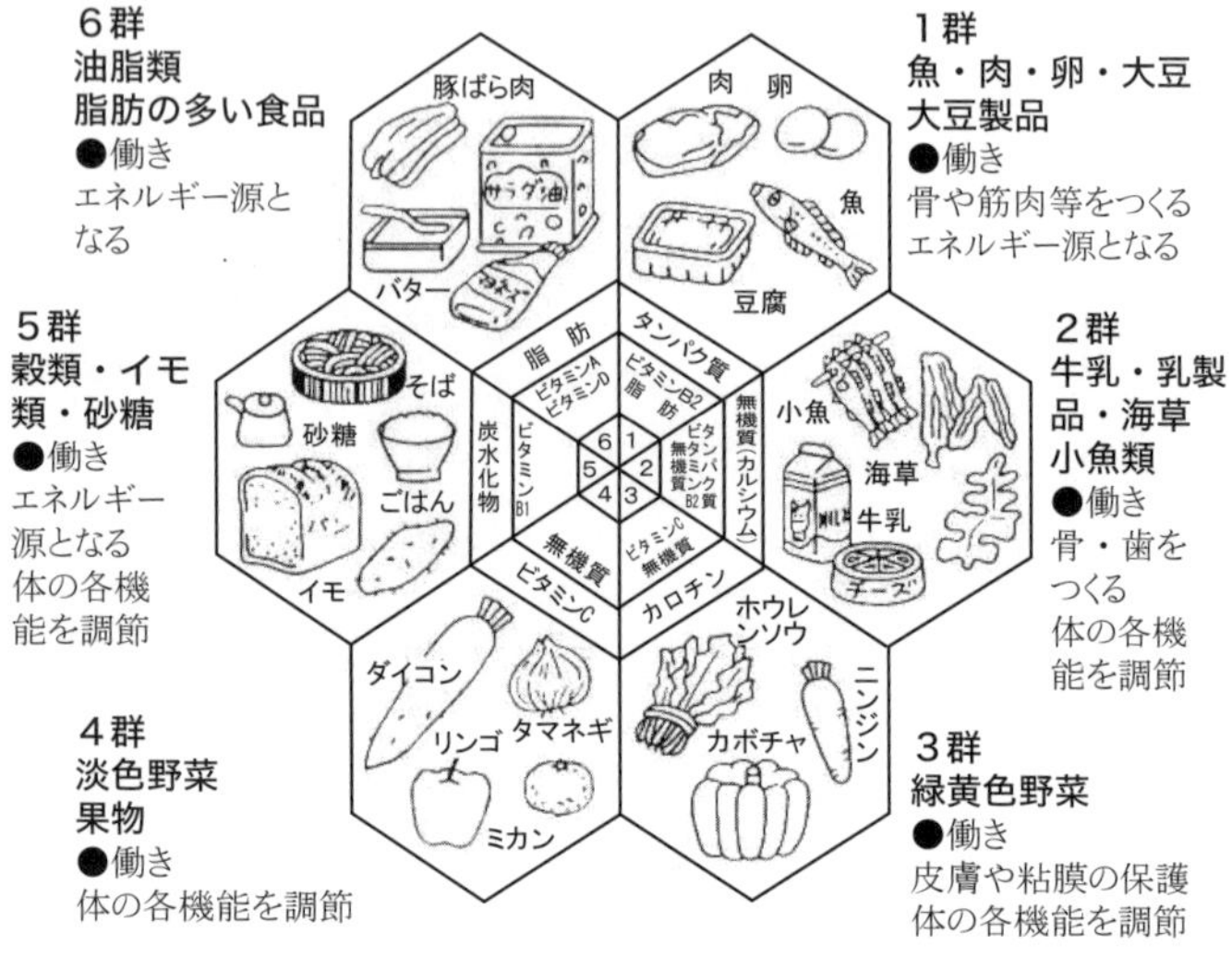

「五訂食品成分表 2001」(女子栄養大学出版部)

六つに分類している。

ここで考えなければいけないのはこの「六つの基礎食品」という考えはあくまでも主食を白米、白パンという精白穀類を基準にして考えた場合の栄養のバランスの取り方だということである。一般に精白穀類は澱粉質は多いが肝心のビタミン、ミネラル類、食物繊維に乏しく、それらを副食からとらねばならないので、どうしても副食が多くなってしまう。

戦後の栄養改善運動で動物性蛋白質と油脂類の摂取が奨励されたこともあり、主食がどうのこうのより副食のあり方に関心がいってしまったのだ。その線に沿った献立を立てればバランスがとれた望ましい食生活になる、という栄養指導であった。

　主食のあり方を考えないで副食に重点をおいた献立でいいのかどうか、戦後はこの一番大切な問題を抜きにして栄養教育が進められた。脚気論争、主食論争の経緯からも分かるように日本人の主食である米の食べ方については戦前大きな論争があった。その論争の中で誰一人として白米がいいと主張した栄養学者はいなかった。患者数百万人以上という国民病であった脚気撲滅のための熱い議論の末、日本人の主食は白米ではなく糠や胚芽のついた分づき米か胚芽米、あるいは玄米などがいいという議論であった。

　ところが戦後の法定米が白米となったため、それを基準にして献立を立てるというのが戦後の栄養指導の基本となった。私は食生活の良否を判断する時一番大切な点は、主食のあり方だと考えている。パンよりもまずご飯をしっかり食べているかどうか、そしてご飯ならばその精米度、つまり白米か分づき米か胚芽米かあるいは玄米か、そのことをまず考えて献立を立てているのかどうかを見るべきである。主食のあり方で副食が決まり、食生活全体が決まってくるのである。だから栄養のバランスをどうこう考える前にまず主食のあり方を問題にすべきなのである。

　ところが戦後その議論が全くないまま「栄養のバランスが大事」だとして、たっぷりのおかず、しかもそれは戦前まで日本の食卓にあまり乗らなかったような食材が奨励されたのである。そしてそれらを種々組み合わせて食べないと栄養のバランスが取れないという指導がなされた。主食を含めた食生活全体のバランスではなく、あくまでも副食のバランスを考えるというものであった。

その教育が行き届いて、今では肉も牛乳も乳製品も何でも好き嫌いなく満遍なく食べないと栄養のバランスが取れないとか、健康を損ねるのではないかと考える蛋白質信仰が定着した。戦前まで常食されていたわけではないので、戦後急に栄養のバランスを根拠に「必要」とされたのである。

食生活というのは何百年、何千年という昔からの長い長い歴史の上に成り立っているものである。つまり過去の食生活の連続性の上にあるのだ。ところが戦後急に食生活は長い歴史や連続性とは全く無関係に欧米流栄養学が導入され、「栄養のバランス」のもとに欧米人と同じ物を食べろと教育された。

おそらく胃袋はびっくりしたことだろう。ヒトには適応能力があるがそれが無理なく働くにはやはり長い年月が必要である。戦後のわずか数十年の短期間では適応能力の限界を超えてしまう。その結果、欧米型の病気やアトピーなどのアレルギー疾患が急増するのも当然の結果である。

厚生省が出したこの「六つの基礎食品」の通達に基づいて栄養学校、調理師学校あるいは日本各地の保健所、婦人学級、さらにはキッチンカー等で広く「バランスの取れた」栄養指導が行なわれ、地方の隅々まで食生活の欧米化は一気に進んだのである。その通達に沿った献立の一例として、第一群から肉、卵、第二群から牛乳、チーズ、バター、第三群、第四群から野菜、果物、第五群からパン、砂糖、第六群から油いため料理、ドレッシング……などの組み合わせを選ぶと、これぞまさしく厚生省が望んだ食生活になるというわけだ。

実際多くの人がそのような欧米型の食生活になってきている。例えばパンにバターかマーガリン、さらにはジャムを塗る。おかずは肉と卵のハムエッグに油を使った野菜いため料理、戦前まで見たことも食べたこともないようなしゃれた西洋野菜であるレタス、ブロッコリー等のサラダ、その上には油たっぷりのドレッシング、食後のコーヒーには砂糖とミルク……という食事は今ではもうすっかりなじんで特別なという感じはしない。

しかしよく考えると戦前まで日本人はこのような食生活とはほとんど縁がなかった。本当に日本人の健康にとってこのような食事が必要なのだろうか。戦後の栄養指導で急速に取り入れた食形態であり、日本人の体質、生理には全く合致しない食形態ではないだろうか。

そういう食生活を戦後続けてきた結果、欧米型疾患の増加となってしまった。ガン、心臓病、動脈硬化、糖尿病、肥満、高血圧、さらには子どものアトピーなどである。これは欧米人のための食生活であって決して日本人の体質に合った食事とは言えないということを雄弁に物語っている。

戦前まであまり常食してこなかったこれらの洋食材料を、戦後日本人にも必要だとして六つの基礎食品の中に入れたことが大きな間違いだったのではないか。本当に日本人の健康にとって必要な食物なら、戦前までの長い間もっと食べられてきたはずである。戦後急に「必要」とされた裏には、アメリカ小麦戦略と当時の栄養関係者の欧米型食生活崇拝ムードがあったことを銘記すべきであろう。

長い歴史の中で人類は「食べる」ことが生きていくための最大の関心事だったろう。どうやって食糧を確保するか、どうしたら安定して食べていかれるか、を常に模索してきた。食料の確保は常に自然条件に左右されやすいから、いつでも安定して得られるとは限らない。収穫した食料は大事にし、飢えに備えて備蓄し、少しの無駄もないように大切にして食べる。一つの食材を余すところなく全てを丸ごと頂くという「一物全体食」だったはずだ。これが本当の意味でのバランスが取れているという状態ではないだろうか。

米も野菜も魚も、我々が口にするほぼ全ての食品は生き物である。ヒトは昔から他の生命の恵みを受けることで生きてきた。むしろ生かされてきたと言うべきだろうか。生き物は生きるために必要な栄養素を全て過不足なく備えているはずだ。前述のように、戦前玄米食の効用を力説した二木謙三医学博士は「生命なき食物は生命の糧《かて》とならず」と説き、「一物全体食」の大切さを訴えた。玄米は地にまけば芽が出るが、白米では決して芽が出ることはない。生きている玄米、死んだ米である白米とでは栄養素の違い以上にヒトの生命活動に大きな差が出てくると主張した。

現代栄養学的な見地からは容易に受け入れられない哲学的な主張かもしれないが、食生活の基本原理を見事に表していると思う。米ならば糠も胚芽もついた状態の玄米、野菜も、葉から茎、根までその全体、それを無駄なく全て頂くことで野菜の持つ栄養素、むしろ生命力とでも言うべきであろうか、それを丸ごと得られるのである。魚なら頭から尻尾まで骨も皮も含めて丸ごと食べられる程度の小魚をそっくり食べた時、「一物全体食」となりバランスが取れた状態である。

我々の食生活の中でこの「一物全体食」の考え方が生かされているだろうか。今では米や麦も精製され白米、精白麦、さらに精白麦から作った白パンというような精白穀類が主になってきた。塩も精製された化学塩、砂糖も精製された白砂糖、油も本来の食材の一部を利用したものでこれも精製された食品である。食材を精製してバランスを崩しておいて、あとから「栄養のバランスが大事」だといってあれもこれも食べなさいというのが戦後の栄養教育だった。大事なところで大きな間違いをしているといわざるを得ない。昔からいわれてきた「一物全体食」の考え方を見直したいものである。少なくとも主食である穀類の精白度の問題をもっと考えるべきではないか。

「六つの基礎食品」は主食を精白穀類と固定した考えに立つもので、その是非を考えないまま栄養のバランスをいくら考えたところで望ましい食生活にはなりえない。主食を白米、白パンと固定して考えているため、それまで日本人の食生活の歴史の中で一度も経験したことのない食形態となり、肉類や油脂類が必要ということになったのだ。主食をアンバランスにしておいて、不足した栄養素は副食でバランスを取るという発想は、戦前の主食論争から何も教訓を得ていないということになる。

昭和六〇（一九八五）年に厚生省、文部省、農水省が共同で作成した食生活指針によると栄養のバランスをとるため「一日三〇品目」を目安にとることが望ましいとして指導されてきた。戦前までの平均的な献立から見ると一日六〜七品目、お祭りのときでも一二〜一三品目であるが、戦後の食生活では三〇品目を目安にしないとバランスが取れないのだという。おかずをそんなに食べるとその分主食の米の消費量が減って都合が悪いと思ったのか、平成一二年になってこの表現は削除された。

おかず重視の栄養指導を改め主食を見直すことになるとしたら歓迎したいところだが、かわりに「多様な食品」と表現されるようになった。結局何でもかんでも満遍なくという方針は基本的には変わっていない。

肉は栄養食品……かどうか

「六つの基礎食品」発表の際に、厚生省はその通達の中で「良質蛋白質及び脂肪摂取の奨励」との項目をもうけて、地方自治体の栄養関係者に対し、良質な蛋白質と脂肪の摂取が食生活改善に欠かせないとして地域住民に奨励するように通達した。農家に対しては家畜を飼うこと、またその調理の仕方などを指導するようにと勧めている。

良質な蛋白質とは肉類、卵、牛乳、乳製品などであるが、何故これらが「良質」といわれるのだろうか。それらの食材をすんなり食べてもらうには、何故それらが良質な蛋白質であるかの理論的裏づけが必要だった。それはどんな裏づけだったのだろうか。

戦後の栄養教育が徹底したおかげで肉食信仰、蛋白質信仰が強くなり、肉や卵をとらないとスタミナがつかない、体力が出ない、成長期には必要……等々と思い込んでいる人が多い。昭和三〇年代後半、東京オリンピックを前にして「蛋白質が足りないよ」というテレビコマーシャルが盛んに流されたこともあり、蛋白質をとらなければ、肉をとらなければと意識するようになってきた。確かにヒトの体は多くが蛋白質で出来ているので蛋白質の多い肉類を食べれば効果的と考えられるのであるし、栄養士の指導もそういうものだった。

しかし例えば牛や馬はあんなに立派な体格をしているが、肉を食べてそうなったのではない。草やワラ、フスマなどを食べているのである。現代栄養学ではどのように説明するのであろうか。南太平洋のパプアニューギニアの人たちは筋肉隆々の素晴らしい体格をしている。肉を食べているのであろうか。そうではない。彼らが食べているのは澱粉質の多いイモ類がほとんどである。肉を食べなくても肉は出来ているのである。

腸内細菌研究者の第一人者、東京大学農学部の光岡知足教授は腸内の窒素固定菌の働きに注目し、従来の栄養学とは違う見解を発表し注目された。食物と一緒に飲み込まれている空気中の窒素が、腸内細菌によって体蛋白質に合成されているに違いないとして、「窒素固定菌によって作られた菌体タンパク質がパプア族の腸内で消化吸収されているのは間違いない。人間は蛋白質を食物としてとらなければ生きていけないというこれまでの考え方は、腸内細菌の働きを考慮にいれて見直すべき時期に来ている」（『毎日新聞』昭和六〇年七月八日）というのである。

牛や馬の例もこの光岡学説で無理なく説明できるのである。現代栄養学ではどうしても説明のつかない蛋白質の摂取のあり方について、この光岡学説は一石を投じている。現代栄養学をあまりに絶対視することの是非を考え直したいものである。空気中の窒素だけで体の蛋白質が出来るという話ではなく、量は少ないがイモ類の蛋白質が有効に作用しているのであろうが、しかし肉類を摂取しなければ体の肉は出来ないのだとの固定観念は考え直す必要がある。

日本人が昔からとってきた蛋白源は、畜産物ではなく畑の肉ともいわれる大豆などの豆類、それに動物性蛋白質は魚、貝類が主であった。肉類はたまにハレの日、つまりお祭りとか村の行事などの特別な日にニワトリ、ウサギ、豚などをご馳走として食べてきた程度で常食していたわけではない。ところが戦後の栄養教育では急に肉類の摂取が奨励され、それらは良質な蛋白質である、栄養食品である等などと聞かされ常食するようになってきた。

それらの食品をすんなり食べてもらうための理由付けはどのようなものであったのだろうか。ここで持ち出されたのが、プロテインスコア、ケミカルスコア、アミノ酸スコア等という蛋白質の良否を点数で示して判断する方法である。点数が高いほど良質な蛋白質とされた。その点数とはどのようにしてはじき出されたものなのだろうか。

蛋白質は約二〇種類のアミノ酸という有機化合物からできている。そのうち八種類（九、一〇種類という説もある）はヒトの体内では合成できず、食物から摂取しなければならない。その八種類のアミノ酸は、リジン、トリプトファン、フェニールアラニン、メチオニン、イソロイシン、ロイシン、バリン、チロシンである。この八種類のアミノ酸はどうしても体に必要だ、という意味で必須アミノ酸といわれている。

先述のような点数方式では、食品中にこの八種の必須アミノ酸がどの程度の量、割合で含まれているかいろんな食品について計量して判断するのである。体内でその八種類のアミノ酸がもっとも効率よく無駄なく全て利用できるような配合になっていることが望ましい。そういう食品があれば蛋白質に関してはそれだけ食べていれば充分ということになる。これぞまさに完全栄養食品、良質な蛋白質ということになる。そういう食品を百点として、それと比べて他の食品の点数を割り出すことが出来るので比較が容易となる。

しかし実際にはそのような理想的なアミノ酸の配合比率を持った食品は存在しない。そこで比較的必須アミノ酸の配合比率が良く、欧米で長い間常食されてきた食品である牛乳と卵が基準食品として選ばれ、それを百点と評価した。そしてそれに比べて他の食品のアミノ酸の比率、量などを計算して点数を割り出すのである。

ごく簡単に省略して言うとこういうことだが、実際には難しい計算式に基づいて他の食品の点数が計算される。その結果出された点数とは、百点の卵、牛乳に対して肉類はおおむね八〇点から九〇点の高得点、魚、大豆は七〇点から八〇点で肉類と比較すると点数が低い。

この蛋白質評価法は栄養士が栄養計算や献立を立てるときの理論的よりどころにしている。肉、牛乳、卵などは良質な蛋白質と主張するのはこの評価法によっている。牛乳、卵はプロテインスコア百点だから完全栄養食品、良質な蛋白質だと盛んに聞かされてきた。

欧米人にとってごくありふれた蛋白源である卵、牛乳を基準の食品に選んだのは理解できる。長いこと食べ続けてきた食品であり、体内でうまく消化吸収するシステムが備わっている。だから欧米人が蛋白質の良否を判定するときの参考にするのには適しているかもしれない。問題はそれをそのまま日本に当てはめていいものかどうかである。

日本人が長い間食べてきた蛋白源は先に述べた大豆や魚などである。また約七%の蛋白質を含む米も日本人にとっては貴重な蛋白源である。日本人がもし仮にプロテインスコアの数値を出すとしたら、日本で長い間常食されてきた米や大豆、魚を基準食品として選ぶことになるであろう。

牛乳も卵もアミノ酸の組成がよいといっても、日本では常食されてきたわけではないから基準食品にはなりえない。すると数値は全く違ったものになってきて、米や大豆、魚が良質な蛋白質ということになる。

何故日本人の食生活を欧米の価値尺度ではからなければならないのだろうか。この欧米流の蛋白質判定法では、初めから牛乳、卵を理想的な食品であるとの前提に立った上で他の食品の数値が出されたものである。昭和三〇（一九五五）年ローマで開催されたＦＡＯ（国連食糧農業機構）の会議で検討された評価法で、この会議には日本からはオブザーバーで一人参加しているだけで、多くが欧米の医学者、栄養学者であった。つまり欧米人の価値尺度で決められた評価法である。日本人の食生活の形態、内容、食文化などということは最初から考慮される余地はなかったのである。

この蛋白質評価法は早速日本でも栄養学校などを通じ広められ、牛乳、卵、肉類の素晴らしさが理論的裏づけを持って声高に啓蒙されることになった。しかも点数で表示されると説得力があるしわかりやすい。なるべく点数の高い蛋白食品をということで肉類、卵、牛乳などが盛んに栄養食品として奨励された。戦後の栄養指導のお手本は常に欧米流の栄養学であったから、これらの食品は何としてでも望ましい食品でなければならなかった。

肉、卵、牛乳は良質な蛋白質、さらには完全栄養食品だとする理論的根拠はこの程度のものである。明らかに欧米食を基準にしての話なのだ。日本人の食生活を考える時参考にはしても、それに頼って栄養計算したり、献立を立てるべきではない。ましてや常食すべき食品ではない。

戦後栄養のバランスの名のもとに欧米型食材が熱心に奨励されてきたが、欧米人と日本人ではそれぞれ長い間食べてきたものが違い、したがって体質も違うのである。だからむしろ欧米型の食材は日本人の体には合わないと考えるべきであろう。たまに付き合いで食べるぐらいにとどめたいものだ。

もうひとつ考慮しなければならないことがある。食生活は、何品かを組み合わせてとるのが普通である。日本ならご飯に味噌汁、漬物が昔からの定番である。ご飯に足りないアミノ酸であるリジンを味噌汁の大豆で補っている。もちろん昔の人がアミノ酸のことを考えてご飯と味噌汁という献立にしたのではない。日本でとれる産物と長い間の経験から、次第にこの組み合わせが体に合っていたために継承されてきたものである。長い間の経験、伝承から得られた食生活、そこにこそ日本人の体質にあったバランスの取れた食生活の姿があるのではないだろうか。そういういろいろな積み重ねが、長い年月かかって日本食という素晴らしい伝統的な食形態を作ってきたのだ。

そう考えると、単品だけで蛋白質の優劣を比較することにそれほどこだわる必要はないのではないだろうか。そのようなことを考え合わせてみると、肉は良質な蛋白質とする論拠は日本人にとってはそれほど信頼を寄せるほどのものではないことがわかる。アメリカ小麦戦略が本格的に開始されたのは、この蛋白質評価法がローマで提唱された翌年の昭和三一（一九五六）年からであった。

日本に飼料穀物を売り込むために、アメリカ飼料穀物協会は当時日本人に肉食を普及させることに懸命だった。日本人が畜産物を食べてくれれば穀物飼料は大量に売れる。日本は良き市場になってくれるとの読みがあった。ニワトリは売り物になるまでその体重の二～三倍の穀物飼料を必要とする。豚は四～五倍、牛は七～八倍のエサを必要とする。そのエサの供給元はアメリカである。栄養学的見地より経済的利益が優先されるのが常である。

現在トウモロコシの輸入量は一千六百万トンで、そのほとんどは家畜のエサ、それに油の原料として使われる。日本で肉食と油料理を普及させることが、アメリカにとって余剰農産物処理の必要上どうしても欠かせなかったのである。

アメリカは日本で肉類、卵、油脂類、牛乳、乳製品等の普及宣伝を繰り広げるために、ＰＬ四八〇法案（前出）で捻出された市場開拓費を最大限活用した。学校給食で子どもたちにこれらの味を覚えさせ、キッチンカーで主婦たちに洋食料理の作り方を伝授し、テレビの料理番組のスポンサーとなり、保健所の栄養教室にも多額な市場開拓費をつぎ込み懸命に日本人の食生活を欧米化させたのである。

そのお手伝いをしたのが当時の厚生省、農林省、文部省やその外郭団体、栄養関係者、栄養学校、日本栄養士会などであった。その成果があったためだろうか、昭和三〇年代の後半になるとまさに厚生省が望んだように食生活改善が進んだのである。

昭和三七年度版厚生省の国民栄養調査成績「国民栄養の現状」の報告書によれば、「穀類、いも類など澱粉性食品は減少の傾向を見せ始めており、反面動物性食品や油脂などの消費が大幅な増加を示すなど国民の栄養状態は漸次、質的な改善の傾向をみせている。（中略）国民の食生活はこれまでの穀類中心の食生活から抜け出して欧米諸国なみに動物性食品の摂取増という形の新しい段階に進展してきたものと推定される」としてこの傾向を肯定している。

ご飯やいも類などの澱粉食という「貧しい」食生活を脱して、欧米を見習って動物性食品を勧めてきた成果が見事に現れてきたのである。当時健康増進、体位向上は国の大きな目標であり、そのためにみんな良かれと思って熱心に栄養改善運動を進めたのであった。

しかしあまりに欧米流の栄養学に信頼を置き、それのみに頼って日本人の昔からの伝統的な食生活のあり方を軽視してきたところに大きな問題があったのではなかったか。ヨーロッパと日本の風土の違い、産物の違い、食習慣の違い、食文化の違い、さらには民族的な体質の違いをまず最初に考えるべきではなかったのか。

それらの違いを考慮せず無批判にヨーロッパ生まれの栄養学を日本に導入し、広めたことは根本的に大きな間違いだったと思う。最もしてはいけないことを、良かれと思って熱心に行なってきたのが戦後の栄養指導だったのではなかったか。このような栄養教育さえなかったら戦後日本人は欧米型疾患に苦しむこともなく、アトピーに悩まされることもなく、もっと健康的な生活がおくれたはずだ。寿命ももっと延びていいはずである。戦後のおかしな栄養指導のおかげもあって、国民医療費は年間三〇兆円という膨大な額に上り国家財政を圧迫している。まさに一億総半病人という文明国家ニッポンになってしまった。

若者は体も精神もおかしくなり地ベタリアンは増加の一途である。次代を担う若者がこの状態では日本の将来は危うい。食生活だけの問題ではないが、しかしこの問題を抜きにしては説明がつかないのだ。戦後の栄養教育は最も大事なところで大きな間違いをしてしまったと言わざるをえない。

これはちょうど明治時代の脚気論争の際、東京帝国大学医学部が脚気の原因、治療をめぐって、あまりにドイツ医学に対する信頼が強すぎて細菌説に固執したため、正しい解決を遅らせたことに似ている。日本が手本にすべきだったのは欧米流の栄養学ではなく、日本人は一体昔から何を食べてきたのかという、日本人の過去の食生活の歴史から学ぶということではなかったろうか。

「国民栄養の現状」が報告された七年後の昭和四四(一九六九)年七月、文部省は小中学生を対象とする初の肥満児全国調査結果を発表した。全国的に児童の肥満が問題になり始めたのである。

年齢別にみて肥満児の割合が最も高かったのは男子が一一歳で四%、女子は一四歳で八%だったが、こういう調査をせざるをえなくなったほど食糧事情が欧米なみになって、動物性食品、油脂類の過剰摂取が問題となってきたのである。この年一人当たりの動物性脂肪摂取量が二〇グラムを超えた。

さらに厚生省の昭和四六年度版「国民栄養の現状」では肉、脂肪類の摂取過剰に警告を発し、「今後の栄養改善は、従来のように単に不足した栄養素を補うという面だけでなく、熱量、脂肪、蛋白質、炭水化物など熱量源となる栄養素について、その適量摂取をはかること、また蛋白質摂取量に占める動物性蛋白質の割合や脂肪摂取に占める動物性脂肪の割合などについては、最近増加傾向にある成人病、各種慢性疾患等を予防するうえから、充分注意し適正な指導に努める必要がある」として今までの栄養指導の行き過ぎを認め適正な指導を求めている。「適正な指導」とは抽象的な表現で具体的にはどういう指導かわからないが、早い話が肉と油の摂取にブレーキをかけなければならない事態になったということである。

しかし一度肉の味を覚えると後戻りは難しい。副食の量は増え続けたが胃袋に入る量には限りがあるので、副食が増えた分当然主食のご飯の量は減少することになった。米の生産は順調に伸びて米余りが顕著になってきて減反政策が必要になってきたのである。そして肉食の普及で飼料穀物の輸入は増大し食糧自給率が下がり続けた。

昭和五五（一九八〇）年一〇月、農政審議会がまとめた答申「九〇年代の農政の基本方針」の第一章「日本型食生活の形成と定着……食生活の将来像」で食糧の安全保障をうたい、食品産業の振興を強調し、「日本型食生活」という言葉を流布させ、米の消費拡大を訴えた。

厚生省ではなく農林省サイドから最初に「日本型食生活」の必要性が訴えられたことは健康問題より農政上の必要性からではあったが、この頃から栄養関係者の間でも日本型食生活の意義が言われるようになってきた。これは大変いいことだと思う。しかしそれを言う前に今まで熱心に推進してきた栄養改善運動に対する反省が必要ではないか。それなくしてなし崩し的に日本型食生活が大事だと言われても戸惑いと混乱が生ずるだけではないだろうか。まずキチンとした反省の上に立って見直しをすべきであろう。

牛乳神話の危険性

戦後栄養改善のためにと熱心に奨励された象徴的な食品が牛乳である。良質な蛋白質とか、カルシウムが多く吸収も良いという理由で勧められてきた。良質なというのは疑問があるということは既に述べたとおりだが、カルシウムについても種々疑問がある。

カルシウムの含有量は牛乳一〇〇g中に一一〇mgだが、ワカメは一〇〇mg、春菊では一二〇mg、カブの葉は二五〇mg、大根の葉二六〇mg、豆腐一二〇mg、大豆二四〇mg、昆布七一〇mg、ゴマ一二〇〇mg、あさりの佃煮二六〇mg、いわしの丸干し五七〇mg、はぜの佃煮一二〇〇mg、エビの佃煮一八〇〇mg、チリメンジャコ二二〇〇mg（食品分析表五訂版）で、牛乳が特に多いというわけではない。日本人は昔から日本でとれるそれらの食品から充分なカルシウムが摂取できたのである。永年摂り続けてきた食品は体に馴染みがよく体に無理なく吸収される。

ところが牛乳は戦後急にその必要性が声高に叫ばれ飲まされるようになった食品である。終戦直後の食糧難の時ならわかるが、その時期を過ぎてからも熱心に勧められてきた。日本人の体にとって果たして牛乳の成分はスムーズに吸収されるものであろうか。

ヒトも含めて哺乳動物の乳にはエネルギー源として利用される乳糖（ラクトース）という乳独特の糖分を含んでいる。乳糖は他の糖分と違ってラクターゼという特別な酵素がないと消化できない。このラクターゼは赤ちゃんの時だけ腸内に存在し乳糖を分解、吸収し乳児期のエネルギー源として利用される。しかし離乳期を過ぎると母乳を飲むことはなくなるので次第にラクターゼは必要なくなり減少し消滅してしまう。

日本人の成人では約九割ほどがラクターゼは消滅している。これは民族間で大きな違いがあり、欧米人やモンゴル人は永い間、牛やヤギの乳を飲んできたこともあり、成人になってもこのラクターゼは存在する。

日本や中国、東南アジア、アフリカ等、長い間牛乳を飲む習慣のなかった民族はラクターゼ活性は低く、乳幼児の時だけ存在すれば充分で離乳期を過ぎると自然に消滅するような仕組みになっている。これを乳糖不耐症という。「症」というと病気のような感じを受けるがこれは民族的特性で病気ではないので「症」というのは適当ではないが、一般的に使われている。「症」ではなく「性」の字をあてる人もいる。

いずれにせよ日本人の多くがこの乳糖不耐症である。消化酵素がないので牛乳を飲むとうまく消化できず、従ってお腹がゴロゴロしたり下痢や腹痛をおこしやすいのはこのためである。内臓がもう飲まないでくれと拒否反応を起こしているのだ。

しかしそれだけではなく乳糖不耐症の人が牛乳を飲むとカルシウムが吸収されず、むしろ排泄が促進されるという研究が一九六〇年代(昭和三五年)以後海外で相次いだ。つまり飲まないほうがよいという研究結果だった。永年牛乳の害を説いてこられた神戸山手大学の島田彰夫医学博士は「牛乳から一〇〇のカルシウムが入ったとすると、体内のカルシウムを道連れにして一二〇が出てしまう」と警告している。

だから牛乳の消費量の増加と比例して骨折児童は増え、骨折率は現在は戦前の一〇倍に上るという。また骨粗鬆症《こつそしょうしょう》患者も増える一方で、現在患者数五百万人、予備軍を入れると一千万人とも言われている。これから先牛乳を飲み続けると、高齢化社会と相まって患者はさらに増えるのではないかと危惧《きぐ》される。

世界的に牛乳をよく飲む北欧やアメリカの骨折患者は、アジア人に比べて四〜六倍も多く、ミルク民族は一般に骨粗鬆症になりやすい。

永年日米で二五万人以上の人の胃腸の内視鏡検査をしてきたこの道の世界的権威者、新谷弘実医学博士は「特に骨粗鬆症が多いのはアメリカです。牛乳をたくさん飲む国に骨粗鬆症が多いのは、まさにこのようなことを証明しているのではないでしょうか。ニューヨークの私の診療所には、よく背中の曲がったご婦人などが来て、『私は若いときから牛乳とかチーズをたくさんとってきたのに、どうしてこんなことになったのでしょう』といわれます。それに対して、私はいつも、『そういうのばかり食べてきたから骨粗鬆症になったんですよ』というのです」(『胃腸は語る』弘文堂)と述べている。

アメリカでは今牛乳に対する警戒感が非常に強くなってきた。日本、中国、韓国などの食生活指針をみると、牛乳、乳製品を挙げて摂取が奨励されているが、アメリカでは特に牛乳を取り上げて勧めてはいない。アメリカで一番死亡率が高い心臓病は動物性脂肪の摂りすぎと言われている。今、国を挙げて子どものうちから牛乳を含む動物性脂肪に対する警戒を増している状況なのだ。日本では畜産業者、牛乳メーカー、食品業界などの意向が裏で働いて、牛乳が良くないというデータは意識的に隠されているのが現状である。

牛乳はまたアレルギー症状の大きな原因ともなっている。アトピーは学校給食から始まったとも言われるほど学童たちに多発し、現在では三人に一人とも言われる。牛乳蛋白は日本人があまり経験のない蛋白質で、体はこれを異物と判断して排除しようとする。蛋白質は摂取されるとまずアミノ酸に分解され、ヒトに必要なアミノ酸組成を持った筋肉などの蛋白質に再合成される。この過程がスムーズにうまくいかないと自家中毒を起こすのである。

日本人の場合、永年肉、卵、牛乳などを摂取してきた欧米人と違い、これらをスムーズに体内で消化、吸収する機構が働きにくい。それらの蛋白質を体内で完全にアミノ酸まで分解できず、アミノ酸が百個も結合した分子量の「ポリペプチド」という中間産物（異種蛋白）のままで腸から吸収されてしまう。これを異物と判断し排除しようとして炎症反応を起こすのである。これがアトピー、花粉症などのアレルギーの原因である。

おまけに戦前まで少なかった油脂類の過剰摂取で、余分な脂肪が皮膚に排泄され皮膚炎になりやすくアトピーに拍車がかかる。こうしてアレルギーの素地は小学校の学校給食で出される牛乳と油料理などから作り出され、成人してからも似たような洋食メニューの献立が長く続き、戦前には少なかった各種アレルギーが頻発するようになったのである。最近は大人のアトピーも増加傾向である。戦前までの伝統的な食生活をしていた時にはアトピーも花粉症もほとんどなかったのである。考えてみればごく当然なことなのだ。

ヒトは何百年、何千年という長い間食べ続けてきた食品に合った体質、生理作用を次第に獲得していく。今我々の体の背後には連続した長い食生活の歴史がある。戦後急に牛乳を飲むことの良し悪しは、その日本人の過去の食生活と照らし合わせて考えることが必要ではないか。単に栄養素がどうのという前にもっと確かな判断基準があるのではないかと思う。それは日本人が昔から守り育ててきた伝統的な食生活で、それこそ日本人の体質、生理にかなった合理的な食生活の基本であろう。やみくもに欧米流の栄養学や食生活を崇拝しそれを充分検証しないまま鵜呑みにして日本人にも食べろと栄養指導したことの是非が問われるべきである。

他の視点からも牛乳の是非を考えてみたい。牛乳は本来牛の赤ちゃんの飲み物である。牛に限らず哺乳動物の赤ちゃんはその母親の乳を飲んで育つ。ほかの種類の動物の乳を飲むことは普通はない。何かの事情で他の種の乳を借りることはないわけではないが、動物の世界では同じ種類の動物の乳を飲むのが原則である。ライオンの赤ちゃんがキリンの乳を飲んだり、犬の赤ちゃんが猫の乳を飲むことはない。同じ乳と言っても動物ごとにその成分の割合が違うので他の種の乳では生理的に合わないのである。

この原則に照らし合わせて考えると、ヒトの赤ちゃんが他の種の動物である牛の乳を飲むことはおかしいのではないだろうか。昔は日本でも必ず赤ちゃんは母親の母乳で育てたものである。それが粉ミルクになり赤ちゃんに飲まされている。粉ミルクは牛乳が原料であることを忘れてしまったかのように何の抵抗もなく赤ちゃんに飲ませている母親もいるが、将来の健全な発育状況を考えると母乳が望ましい。他の種の動物の乳を日常的に飲むのは人間だけであり、動物の世界の原則を破ることになっている。

もうひとつの動物界の原則は「離乳」である。どんな動物でも母乳を飲むのは必ず赤ちゃんの時だけで、大きくなってまで母親のおっぱいにしがみついている動物はいない。動物の世界はまさに弱肉強食の過酷な世界だけに、早くひとり立ちして自分の力で食べ物を探さなくてはならない。それで必ず離乳するようになっている。

以上のことから同じ動物であるヒトが他の種の動物の乳を、しかも大人になってからも離乳せず飲み続けるというのはおかしいのではないだろうか。

では欧米人が昔から牛乳を飲み続けてきたことをどう解釈するのであろうか。先にも述べたように、ヨーロッパは寒冷の地で野菜よりも牧草が育つ風土である。そんな厳しい環境の中で生きていくには牧草を家畜に食べさせ、その肉、乳を活用していく以外に生きる手段がなかったのだ。牛乳はそのまま飲む以外にバター、チーズに加工して摂取する。そうして彼らは冬の厳しい寒さにも保存した乳製品で命をつないできた。長い間に身につけた生きるための智恵であった。

そのような長い歴史を経て、次第に牛乳の乳糖を分解する酵素（ラクターゼ）を獲得するようになったのである。しかしそれでも最近は牛乳の過剰摂取の害が懸念されるようになってきた。ラクターゼの処理能力を超えた量の乳類が日常的に摂取されるようになるほど昔に比べ飲み過ぎの傾向にある。そのため欧米でも骨折や骨粗鬆症が深刻な事態となってきているのである。

これに対し牛乳を長く飲んできた経験のない、つまりラクターゼを持たない日本人は体内でうまく消化、吸収のシステムが働かず下痢や腹痛を起こしやすい。さらには骨折、骨粗鬆症、アレルギー症状など戦前まで全く経験したことのないような症状まで背負い込むことになったのである。

さらに怖いのは牛の健康状態悪化の問題である。牛に限らず豚もニワトリも経済効率優先で飼われるため、一生狭い畜舎で過ごし運動不足とストレスから病気になりがちである。感染防止のためペニシリンなどの抗生物質、それに成長促進のためのホルモン剤など各種の薬剤が使われ、それらは間接的に人間にも取り込まれ慢性的に体内に入るため、いざ病気になった時、薬、注射が効きにくい体になってしまうのだ。

牛乳は果たして日本人が健康維持のためどうしても飲む必要がある食品なのかどうかをまず考えるべきであろう。

栄養学の大失敗

戦後日本人の食生活は急速に「豊か」になり平均寿命は伸び体位も目覚しく向上した。これはまさに現代栄養学の輝かしい成果だと一般的には言われている。しかし本当にそうだろうか。戦後日本人の食生活が著しく改善されたから寿命が延びたのであろうか。また体位の向上は喜ぶことだろうか。

戦後平均寿命が延びた主な原因は次のようなことが考えられる。戦前まで死亡原因の上位を占めていた結核等の伝染病が衛生環境改善や食料の量的確保などで克服された。昔は生まれてまもなく感染症などで死亡する例が多く、乳幼児の死亡率も高く平均寿命を押し下げる大きな要因だったが、医学の進歩、診療体制の整備等で大幅に下がった。今では三百グラムで生まれてくる未熟児でも成長するくらい医学は大きく進歩してきた。

また日本は昔から飢饉《ききん》に悩まされてきた歴史があった。天候不順、戦乱、疫病等などで農産物の生産は必ずしも常に順調というわけではではなかった。体力のない子ども、お年寄りは飢饉の大きな犠牲者であった。日本の歴史は飢えとの戦いでもあった。平均寿命を著しく押し下げる要因であった。戦後は農業技術の進歩等で慢性的な食糧難や飢饉から解放され食料が安定的に供給されるようになった。

また昔は多くが農民で過酷な重労働を一生の間休みなく続けた。体の酷使は寿命を押し下げる大きな要因にもなる。しかし今では農業人口は少なくなり、その労働も機械化等で昔に比べれば軽減されてきた。社会全体に昔ほど体を酷使するような仕事は少なくなってきている。種々の病気も医学の進歩で克服されてきた。昔なら助からない病気も今では適切な医療で救われるようになってきた。老人医療、介護にも手がさしのべられるようになってきた。

これらの種々の理由で平均寿命は延びたが、果たしてこの中で「現代栄養学の成果」で寿命が延びたと胸を張って断言できる項目があるだろうか。栄養学者はしばしば平均寿命の上昇は戦後の栄養教育の成果だというが、実は栄養学以外の原因で寿命が延びてきたのだ。そこを勘違いして「栄養学の成果」だと言い続けて来た。現在長生きしている人は明治、大正生まれのお年寄りである。現代栄養学で勧められる食生活をしてきたわけではない。

「貧しい」といわれてきたご飯に味噌汁、漬物という粗食で生まれ育った人たちである。決して肉や牛乳で育ってきたわけではない。戦後生まれで忠実に現代栄養学に沿った食生活をしてきた年代の人たちが、明治、大正生まれの人たちの寿命を超えるようになったとき初めて現代栄養学の成果だったといえるのである。しかし超えられるかははなはだ心もとない。私は超えることはないと思っている。

体位の向上も栄養学の成果といわれてきた。本来体位は短期間で急激に変化するものではない。何百年、何千年の長い間に徐々に変化していくというのならわかるが、短期間に急に向上するというのは普通はありえない異常なことだ。

では戦後急速に体位が「向上」したのは何故だろうか。先に牛乳のカルシウムは特に多いということはないと述べた。しかしヒトの母乳に比べると約五倍近く多い。人乳一〇〇gに対してカルシウムの含有量は二七mg、牛乳は一一〇mgである。牛の赤ちゃんは生まれてまもなく立ち上がるが、よほど骨が丈夫でないと体重を支えきれない。また成長のスピードも人間の赤ちゃんより速い。そこで骨を早く丈夫にするためのカルシウムを多く含んだ乳を飲む必要がある。

一般に動物の乳にはカルシウムの含有量が多い。それは短期間に早く骨を丈夫にして自立を促すためである。ところが人間の赤ちゃんは歩き出すまでに相当の日数がかかる。早く骨を丈夫にする必要はなくカルシウムの量は少ない。栄養学者はしばしばこの比較を例に出し牛乳はカルシウムが多いと言ってきた。

昭和三〇年代各地で赤ちゃんコンテストが盛んに行なわれた。その時上位になる子は決まって体重が重い、体の大きな子であった。牛乳は人乳に比べてカルシウムが多いだけに早く骨格を作り体位は確かに向上する。当時体の大きい子は健康の証しとされ、丈夫で健やかな成長を願う親たちの望むのはまず体の大きな子であった。小さく産んで大きく育てることが育児の基本とされ、大きいことはいいことだという雰囲気が生まれていた。

コンテストで上位入賞を狙うには粉ミルクは効果的だった。粉ミルクで育てれば成長が早く体も大きくなるのである。牛を見てもわかるように牛の赤ちゃんは約五〇kgくらいで生まれ、二年後には五百~六百kgと短期間で体重は十倍以上にもなる。人間の赤ちゃんは約三kgほどで生まれ、二年後に約四倍の一二kgほどで、乳汁の成分の違いが成長の違いになって現れるのである。

親にしてみれば大きい子どもは健康という思い込みがあり、粉ミルクメーカーの宣伝もそのことを強調するものであった。赤ちゃんコンテストの主催者、スポンサーは乳牛メーカーで粉ミルクの売上げ増を狙って盛んに資金提供をしたのである。その時の選考基準が体重の重い大きな赤ちゃんであった。入賞者には一年分の粉ミルクが与えられ、牛のカルシウムでさらに大きく育てられるようになった。入賞者の親の喜びは計り知れない。育児が正しかったとますます自信を持って粉ミルクを飲ませたことであろう。

問題はその結果成長してから健康になったかどうかである。確かに最近の若い世代は身長、体重の伸びは著しい。しかし体力、持久力、忍耐力、精神力、免疫力という大事な点で著しく劣ってきた。大事なのは体位の向上ではなく体を丈夫にすることではなかったか。

まさに促成栽培のもやしっ子を育てたわけで、見かけは大きくても体力のないひ弱な体質になってしまったのだ。決して喜ぶことではなくむしろおかしいと感ずるべきなのである。神戸山手大学の島田彰夫教授は永年食生活の調査に携わってきたが、「栄養指導を良く守った地域ほど健康状態が良くない。体が大きくなっても体力のない子どもが増え、次の世代のことを考えると大変恐ろしいことです」と述べている。

結局戦後の栄養指導は平均寿命の伸びにはさほど関係なく欧米型の病気、成人病や慢性病、治りにくい難病、奇病などなど戦前までは少なかった病気を大幅に増やすことになってしまった。これでは栄養学の成果ではなく大失敗である。戦後良かれと思って熱心に取り組んだ栄養改善運動はとんでもない大きな間違いだったと言わざるを得ない。

第七章　日本型栄養学の普及を

パン食の問題点

米は戦前までおおむね年間一人当たりの消費量は一四〇kgであった。それが戦後の昭和六〇年には五四%の七五kgとほぼ半減し、逆にパンや欧米型のおかずがが大きく増え、米が減った分はこれらが胃袋を満たすことになった。特にパンが主食の座に収まり、米の消費を圧迫してきたが、まずパン食の是非について見直すことが必要である。戦後始まった学校給食でパンとミルクが定番になったこともあり日本人は戦後一貫してパン食に慣らされてきた。

栄養改善運動でも粉食（パン食）奨励が盛んに言われ、今では日本人の食生活の中に深く定着してきた。特に戦後世代にとっては生まれた時からパン食の生活であって特に違和感をもつことはない。それだけに今更パン食の見直しを、と言われても戸惑うかもしれない。

戦後何の違和感も持たないで食べてきたパンの原料はほぼ全量輸入であるし、ご飯と違って添加物いっぱいの食品でもある。主食をほぼ全量輸入に頼るというのは食料の安全保障上問題だが、安全性の面で不安が残る食品でもある。

小麦は、主にアメリカ、カナダ、オーストラリア等から二〜五週間ほどかけて貨物船で日本に運ばれるのだが、赤道付近を通過するので船倉内では温度、湿度が上がり虫が発生する。それを防止する為に薫蒸剤を使う。リン化アルミニウム、DDVP、マラソン、スミチオンなどの農薬散布である。アメリカなどの輸出国では輸出用の農産物には収穫後の農薬散布が認められていて（ポストハーベスト）これは違法ではないが、農産物の安全性に問題が出てくる。

またパンは精白粉を主原料にし、脱脂粉乳、白砂糖、精製塩、ブドウ糖果糖液糖、さらにはイーストフード、乳化剤、保存料などの食品添加物を使う。いずれも原料としては積極的にお勧めできるものではない。日本のパン作りの技術はアメリカから習ったこともあり、アメリカ同様小麦を精製した精白粉で作る白パンがほとんどである。しかしヨーロッパタイプの本物のパンは精白粉ではなく、玄麦をそのまま粉にした全粒粉、つまりフスマや胚芽を含んだ粉で作った黒パンである。

どうしてもパンをという方にはこのようなパンをお勧めしたい。イーストではなく天然酵母、添加物は極力避けて作ったパン、日本ではごく一部でしか売られてないが、パンメーカーの神田精養軒は比較的その線に沿った良心的なパン作りを守っている。しかしそれも主食として常食することをお勧めするわけではない。

パンは小麦粉を水で練ってイーストで発酵させ膨らませて焼くのであるが、充分発酵させるには小麦自体に粘り気が必要である。粘り気は小麦に含まれる蛋白質（グルテン）の量が多いほど強くなり、パンを作るには適している。小麦の中のグルテンの含有量が多い順に強力粉、中力粉、薄力粉に分けられ、それぞれ用途が違う。強力粉はパン用、中力粉はウドン、饅頭《まんじゅう》などに使われ、主に日本で産出されるのはこの種類である。最もグルテンの含有量が少ないのが薄力粉でケーキ、ビスケット、クッキー、天ぷら粉などに使う。現在全小麦の消費量の九割以上を輸入に頼っている。それだけに食の安全性の面で輸入の小麦粉食品はパンに限らず不安が残ることになる。

しかしパン食が問題なのは安全性ばかりではない。パン食で一番大きな問題は食生活全体を大きく洋食化に変化させる点である。六つの基礎食品の中の第五群で米と共に澱粉質の供給源として分類され、ご飯かパンのどちらかをというように同等に扱われている。現代栄養学では共に澱粉質の多い食品との扱いで、どちらを食べてもその栄養効果は同じとみなされている。確かに栄養分析学的にみると同じ澱粉質食品という位置付けである。

　しかしパンを主食にした場合の食生活全体を見るとどうしても洋食に傾きがちである。パンを主食にした場合、副食に味噌汁や漬物が合うであろうか。ほうれん草のおひたし、キンピラ、魚の干物が合うだろうか。ごく普通に考えればパンにバターかマーガリンをぬって牛乳、肉類、卵、サラダ、油料理等の洋食スタイルになりがちである。

　実際戦後の栄養教育でこのような食形態が望ましいという指導がなされ、一日一食はパン食をと勧められ、あわせて動物性蛋白質と油脂類の摂取が勧められてきた。戦後の栄養教育は栄養素主義的傾向が強く、それが科学的との判断から進めてきたところがあり、食生活の連続性、日本人の体質などは考慮されないので、パンも米と同様に澱粉質が多いという点に目が奪われて米と同じような扱いをしてきたのである。その結果米に準じた主食の座が与えられ、それにともなって副食も洋風化したのである。

　それはパン用小麦の供給元であるアメリカの望むところでもあったが、それ以上に日本側の栄養関係者がそのような食生活こそ望ましいと考えたことがあった。しかし今まで述べてきたようにこのような洋食形態は欧米人のための献立であって、体質が根本的に違う日本人にとっては健康を損なう恐れのある内容でもある。主食がご飯かパンかは単なる好みの問題ではなく、食生活全体を大きく左右するという点で、日本人の体質に合った食生活を考える大事な出発点なのである。

パンはたまに食べるくらいにして毎日の主食はご飯をしっかり食べることが食生活改善の最初の第一歩である。

伝統的食文化の見直しを

日本は火山列島の上に位置していて山が多い。山に降った雨は種々の鉱物質（ミネラル）を溶かし、川となって下流に流され海にそそぐ。従って海にはミネラル分が多く魚介類、海草に多く含まれる。日本人は昔からこのミネラルをこれらの海産物から摂取してきた。

海産物やその加工品である煮干、鰹節、昆布などは同時に旨み成分であるグルタミン酸やイノシン酸を含み、日本人は長い間の経験からその旨み成分をダシとして抽出し料理に活かしてきた。味噌汁、里芋の煮っころがし、切干大根の煮びたし、おから料理、野菜の煮物、お吸い物等などのいわゆるおふくろの味を作る裏方の役目を見事に果たしてきた。このダシを種々の料理に利用してきたことが素晴らしい日本の食文化を作ってきたのである。

もしこのダシがなかったら食べる楽しみは半減する。例えばダシの入らない味噌汁を飲んでみればその味気なさに食が進まないであろう。気の抜けたビールのようなものである。味噌汁がおふくろの味として懐かしさを覚えさせるのは、日本人が子どもの頃から長い間ダシの持つアミノ酸独特の旨みに慣れ親しんできたことによる。日本料理はアミノ酸文化だとも言われる所以である。

その意味でも味噌汁は日本の伝統的な食生活の中で素晴らしい傑作である。しっかりと煮干、鰹節、昆布などでダシをとり、充分に熟成した味噌を使い、野菜、豆腐、海草などの具を入れた味噌汁はまさに日本人が昔から大切に守り育ててきた味である。

日本人は昔から長い間、主食に米、麦、雑穀などの穀類を食べてきたが残念なことに蛋白質の含有量は少なく、それだけでは体に不調をきたしたのであろう。ところが日本でとれる大豆を組み合わせて食べてみると体の調子が良くなることを次第に経験的に知り、それを副食として取り入れるようになった。さらにその大豆も煮豆にするより塩を加えて発酵させてみると味は良くなり主食の穀類に合う、ということが次第に分かってきた。豆は発酵させて食べる、つまり味噌にして食べるとおいしく体の調子もよい、ということになるとさらにダシと組み合わせて汁にしたらどうだろうか、さらには季節の野菜、豆腐、海草などの具を加えたらと、いろいろ試行錯誤の末、次第に今日のような味噌汁の形に成長したのであろう。ダシ、味噌、種々の具の組み合わせが穀類と共に食べた時、おいしい、体の調子も良い、そういうことが長い間の経験からわかってきたのである。昔は大豆は発酵させ味噌にすると吸収がいいとか、ダシからミネラルが摂れるからとかいうことでこのような食材の組み合わせが出来上がったのではない。あくまでも長い間の経験や検証を経てこれが最も日本人の味覚、体質に合っていたために伝承されてきたのである。今、栄養分析の技術をもってご飯、味噌汁の組み合わせを詳しく研究してみると、やはり日本人の体質にあった合理的な内容だということが追認された形で、昔の人の智恵の深さに驚かされるのである。

ダシと味噌を基本にして、その土地でその季節に取れるいろんな具を加えたその地方独特の味噌汁が伝わってきていることは、そのことを雄弁に語っているように思う。これほど確かな間違いのない食形態はないのである。しっかりダシをとって味噌汁を作るというのはまさに日本の食文化の基本である。

残念ながら今、その大切な食文化が失われようとしている。毎朝しっかりとダシをとり味噌汁を作る家庭が減りつつある。作ってもダシは化学調味料入りのダシの素で済ませてしまう。若い頃からニセモノの味に慣れてしまうと舌が麻痺して本物の味がわからず、しっかりとダシを取ろうという気もなくなってくる。

ご飯に味噌汁よりパンと牛乳というように食生活が変化したこともあるが、それに加えて特に若い世代がダシの意味や取り方がよくわからなくなっていることが背景にあるのではないだろうか。親から子へ伝えていくことが希薄になり、味噌汁に限らずおふくろの味がどんどん少なくなっていくはずである。このようなことの積み重ねが日本の食文化を崩壊させつつある。おふくろの味は今スーパーの棚にある「袋」の味になってしまった。

おまけに精製食品、加工食品が多くなったため、ミネラル分の摂取が少なくなり種々弊害が起きている。カルシウム不足で骨折や虫歯、脊柱側湾症、情緒不安定、鉄分の不足で貧血、亜鉛不足で味覚障害、皮膚炎、脱毛、マグネシウムの不足で高血圧等など、ミネラル不足による症状が顕著に表れてきている。現代人に最も足りない栄養素はビタミンとミネラルなどのいわゆる微量栄養素で、これらは伝統的な食生活を守っている限り心配はないのだ。残念ながら食生活を改善することで乗り切るのではなく、安易にサプリメントに頼る傾向となっている。伝統食の良さを今こそ伝えていくべきであろう。

ダシと共に日本人の食卓に欠かせないのが味噌、醤油、漬物、酢、日本酒などの発酵食品である。日本の高温多湿の風土で善玉菌である乳酸菌、麹《こうじ》菌をうまく活用した種々の発酵食品が作られてきた。中でも乳酸菌、酵母菌を利用した糠漬けは味噌汁と共に日本の食文化を支える基本である。糠床の中の善玉菌の働きでビタミン類が新たに生成され、糠漬けする前の数倍の微量栄養素が漬けた野菜から得られる。日本人は昔からこの漬物から微量栄養素を補給してきたのである。また腸内では乳酸菌の働きで腐敗菌の働きは抑えられ食中毒を防いでくれる働きもある。乳酸菌は整腸作用があり腸の働きを活発にし、野菜の食物繊維との相乗効果で便秘も解消してくれる。何もヨーグルトに頼らずとも日本人は昔から糠漬けから乳酸菌を取ってきたのである。

食生活の欧米化でダシも発酵食品も縁遠くなってしまったが、パン食を改めてまず主食はご飯をしっかり食べるということにすれば、おのずと味噌汁、漬物という日本人にとってごく当たり前の望ましい食生活になっていく。味覚的にもご飯には味噌汁、漬物が合うのである。日本食の基本であるご飯、味噌汁、漬物の三点セットの素晴らしさを再認識したいものである。食生活の改善はバランスがどうのこうの言う前にまずこの三点セットから始めるべきである。

戦後の栄養教育のおかげで何でもかんでも好き嫌いなく満遍なく食べなければ、とか一日三〇品目食べなければ、というおかしな栄養知識が定着し、そのことにとらわれて日本の伝統的食生活を軽視する傾向があるのは残念なことだ。日本は素晴らしい自然、風土、四季に恵まれた豊かな国である。米や野菜などの豊富な農産物、川や海からいろんな種類の魚、貝、海草がとれ、種々の発酵食品も作られてきた。日本人の食生活は長い間日本で産出されるそれらの豊富な食材を利用することで素晴らしい伝統的な食形態を作ってきた。

それらを食べ続けていけば間違いはなかったはずなのだ。ところが戦後一生懸命に指導された欧米流の栄養学は日本人の食生活を一変させた。食の欧米化の結果が病気の欧米化、深刻化である。そのことの反省に立ってしっかりと日本食のよさを再認識すべきである。国内で産出される産物を上手に生かすことで日本人の健康は立派に保てるにも拘らず、今では六割もの食糧を輸入しその結果欧米型疾患に苦しんでいる状態はどこかおかしいのではないだろうか。

戦後の栄養関係者がすべき一番大事な仕事は欧米流の食生活の導入ではなく、日本の伝統食の素晴らしさを伝えていくことではなかったのか。

食生活全体の見直しが大事

戦後一貫して受けてきた欧米流栄養学は本来欧米人のための栄養学であって日本人の体質、生理に合うものではない、ということをまず念頭においてその上で日本人の体質にあった日本型栄養学というものの内容を検討することが必要である。

ことさら栄養学ということを考えなくとも、いやむしろそんなことは考えないほうが正しい結論を得やすい。それは日本でその季節にとれるものを食べる、というごく簡単な原則を守ればいいだけのことである。先にも述べたように日本の気候風土からして米、麦、雑穀、イモ類、野菜、豆類、小魚、貝類、海草、それに発酵食品などが基本的な食材になる。それ以外のものも食べなければ、と考えるとおかしなことになる。これで充分なので難しいことはない。

戦後の栄養教育の影響を強く受けてきた人は、カルシウム補給に牛乳が必要、良質な蛋白質の補給に肉、卵類を、整腸作用のあるヨーグルトを……等々と、あれこれ理由をつけてその必要性を考えがちである。そんな呪縛から解き放たれて、ヒト本来の食性とか日本人の昔からの食生活ということに視点を移せば、おのずと望ましい食生活の形態が得られるのである。

主食の米は白米よりもなるべく分づき米か玄米を、野菜類はなるべくその季節にとれる旬のものを、魚はなるべく養殖でない天然ものでせめて小骨くらいは食べられるような手のひらサイズの小魚を、発酵食品の代表格、糠漬けは各家庭で手作りを、といったことが基本である。塩はいわゆる化学塩ではなく、海水を煮詰めて作った昔ながらのミネラルの多い本物を選ぶようにしたい。

農産物は出来れば無農薬、有機栽培のものを選ぶようにする。あまり神経質にならない程度に食品の安全性には気をつける。味噌、醤油、調味料などは高くても無添加で質の良いものを選ぶようにする。そのような食品を選ぶ目を養うことも今は必要である。よく噛んで、腹八分で、なるべく手作りを心がける。おおむね以上のようなことに気をつければ合格である。日本型食生活は本来きわめて簡単である。ことさら栄養学などをいわなくても昔から日本人は理にかなった豊かな食生活をしてきた。粗食であるが体には合っている。これが食の原点である。

昔の人は粗食でよく働き体力もあったという。一六世紀日本にきてキリスト教の布教に努めた宣教師ザビエルは書いている。「神は私達を、贅沢の出来ない国に導きいれることに依って、私達にこんなに大切な恵みをお施《ほどこ》しになった。即ち、私達が肉体に与えようと望んでも、この土地では、こんな贅沢は出来ないのである。日本人は自分等が飼う家畜を屠殺《とさつ》することもせず、また、食べもしない。彼らは時々魚を食膳に供し、米や麦を食べるがそれも少量である。但し、彼らが食べる草（野菜）は豊富にあり、また僅かではあるが、いろいろな果物もある。それでいて、この土地の人々は、不思議な程の達者な身体をもって居り、稀な高齢に達する者も多数いる。したがって、たとえ口腹が満足しなくとも、私達の体質は、僅少な食物に依って、いかに健康を保つことの出来るものであるかは、日本人に明らかに顕《あらわ》れている」（『聖フランシスコ・デ・ザビエル書翰抄』より）

また明治初期にドイツ医学を日本で広めたベルツは「もろもろの民族をみてきたが、日本人ほど素晴らしい体力をもった国民はいない」（『ベルツの日記』）と記している。

それが戦後どうなったのだろうか。「昭和四八年のメキシコオリンピックの際の国際青少年キャンプで、体力テストを行なったら日本は最低だった。成年男子で欧米の女子くらいしかなく、日本女子は全く問題外であった。若者の体力退化現象はこの頃から顕著となった。体位の異常な向上、若者の動脈硬化、高血圧、帝王病、現代病、贅沢病の蔓延《まんえん》、アレルギー増加、体力低下、これが栄養改善の結果である。」（『日本民族の自立と食生活』農文協文化部）

戦前までの粗食がいかに合理的で望ましいかがよくわかる。

食生活改善の具体策

主食がパンよりもご飯が大事だと気づいたら、それもなるべく精製度の少ない分づき米か玄米が望ましい。七分づき米より五分づき米、それよりさらに精製度の少ない三分づき米、さらには玄米、というように段階を経てなるべく米の胚芽、糠の部分を多く摂取するように心がけたい。

日本人は長い間米の糠、胚芽からビタミン、ミネラル、植物性脂肪、食物繊維などの大事な栄養素を摂取してきた。だから副食が少なくても大きな不都合はなかったのだ。それが糠、胚芽を捨ててしまって白米を常食するようになるとそれらの貴重な栄養素が不足するようになり、おかずをたっぷり食べることで補おうという方向に走ってしまった。戦後の栄養教育は主食を白米と固定したうえでの栄養改善であったが、そのことに対する見直しが是非とも必要である。

今、家庭用の精米器を使えば分づき米が手軽に出来る時代になっている。主食の大切さに気づいたらまずここから改善するのが一番確かな道筋である。家庭用精米器は多種多様に売り出されているが、食生活改善の必需品である。価格も二〜五万円ほどでそれほど高いものではない。この精米器を使えば白米も出来るが、それよりも分づき米が手軽に出来ることが大きなメリットである。好みの分づき米がわずか数分で出来、つきたてだから常に新米のおいしさが楽しめる。

家族の好み、その日の気分に合わせて何分づきでも手軽に出来る。今まで白米を食べてきた家庭では最初は白米にして、次第にダイヤルを七分づき米から五分づき米、三分づき米のほうへ移していくとよい。

五分づき米を一ヶ月も続けてから白米を食べてみると白米はかなり味が淡白だと感ずるであろう。はっきり言うと白米は味がない。生まれてから白米しか食べたことがないという人は白米の味しか知り得ないが、分づき米を一ヶ月も食べ続けたらそのおいしさに新鮮な驚きを感じ、初めて白米との比較ができるのである。ご飯のおいしさは分づき米を食べてみるとよくわかってくる。

つきたての分づき米は米が酸化していないのでその分味もいい。ただ分づき米の欠点は保存が利かないので、必ず食べる分だけ精米してその日のうちに食べてしまうことである。その点だけ注意すれば本当のご飯のうまさを味わうことが出来る。

また玄米を食べたいという人は玄米モードの付いている電気釜が必要となる。昔はおいしく炊くには圧力鍋で炊くしかなかったが、最近は玄米モードの付いた電気釜が種々市販されているのでそれを使えば寝ている間においしい玄米が炊ける。

戦後多くの栄養学者が玄米は「固くてボロボロで消化が悪くてまずい」と言い続けてきたため、なかなか一般に普及することはなかった。私も長年食べ続けているが食べ始めた時は悲壮な覚悟であった。永年の不摂生がたたって胃腸病に重い腎臓病を併発し、病状が悪化し長い間入退院を繰り返したものの一向に回復せず、最後の手段として人に勧められるままいやいやながら食べ始めた経験がある。しかし圧力鍋で炊いた玄米は予想に反して味がいいのでびっくりした。少しのおかずがあれば充分満足のいく食事になった。それだけ味が強かったためである。さらに驚いたのは病状が徐々に好転し、半年もするとすっかり回復した。

玄米は噛み応えはあるがいわゆる固いというのとは違う。もちろんボロボロでもないし、消化が悪いというのもさしたる根拠のある話ではない。以来三〇年以上食べ続けているが味は白米に比べたら格段においしいと自信を持って断言できる。銘柄米の新米でも白米にしたのでは玄米の深い味にはとうていかなわない。

胃腸の調子は驚くほど良くなり、この三〇年間、便秘など全くないし胃が痛いとか重いなどという胃腸のトラブルは一度もないほど快腸である。胃腸の調子が良く食事がおいしいということが健康への最初の第一歩である。

栄養学者はしばしば胃腸の弱い人には勧められないというが、どうしてそういう発言が出てくるのか理解に苦しむ。おそらく玄米は固いという固定観念から抜け出せず、おいしい玄米を食べたことがないままの発言であろう。胃腸の弱い人にこそ是非にと勧めたいほどである。食わず嫌いでなくおいしい玄米を炊く努力をされてみてはどうだろうか。

噛めば噛むほど米本来の旨みがにじみ出てきて食生活に対する考えが一変するほどである。残念ながら白米にはこの旨みが乏しいのである。たまに付き合いで白米を食べると全くと言っていいほど味がないので驚かされる。だから白米を主食にしていると肉類、油料理などの味の濃い料理を好むようになる。つまりそれだけ白米は味がないのでおかずで強い味を求めないと食事としての満足感が得られないのである。しかし日本人の長い歴史の中で白米プラス肉類などというのはほとんど経験のない食形態である。戦後このような食生活が定着したために日本人の健康がおかしくなったことを考えると、つくづく主食の大切さを痛感させられるのである。

玄米の糠に含まれる食物繊維の効用についても触れておきたい。食物繊維は腸壁を刺激して便通をつけてくれる働きがある。最近特に若い女性などに便秘がちという人が多いが、食物繊維を食事でとりにくい状況も原因の一つであろう。白米、白パン、肉類、牛乳、乳製品等には食物繊維が少ないので、それらばかりを常食しているとどうしても繊維不足になり便秘になりやすい。糠に充分含まれる食物繊維を活用したいものだ。

食物繊維はまた噛む習慣を自然に身につけてくれるという意味で非常に大事な役割をしてくれる。例えばリンゴを食べる時、皮のついたままだと無意識のうちにも良く噛んで食べている。ところが皮をむいて食べると噛む量はぐんと少なくてものどを通る。リンゴの皮には食物繊維が多く、それをこなさないとのどを通りにくいので無意識的にも噛むことになるのである。ここに食物繊維の大事な働きがある。

食物を良く噛むと頭の働きが良くなることが知られている。噛むことで脳に刺激が伝わり血液の循環が良くなり知能の発達、ボケ防止などの効果があると言われている。昔からの智恵でお年寄りがスルメを噛んだりすることでボケないとも言う。逆に歯が抜けて満足に噛むのが難しい状況になると歯からの神経情報は脳に伝わらず脳が萎縮してしまう。ボケや痴呆が早く来るのである。そのためにもしっかりした入れ歯で噛む習慣を持続することが大事である。

ある小学校での実験では満足に噛んでない、つまり飲み込んでしまう生徒が三人に一人、一口二〜三回しか噛んでいなかったという。食物繊維が少ない食事と油料理が多いためである。弥生時代に比べ現代人は噛む回数は六分の一、戦前に比べても半分しか噛んでないという調査もある。現代の食はまさに軟食化してきて噛む習慣がつきにくいのである。

人類の進化の過程で、猿は噛むことで脳が刺激され、脳の血量を増し大脳が大きくなり人類へと進化したのではないだろうか。そう考えると噛むことの大切さがわかる。またよく噛む民族ほど虫歯は少なく歯並びも良い。日本人も昔は虫歯が少なかったと言う。明治初期にアメリカ人の歯医者が横浜で開業した時、客が少なくて商売にならなかったという。そのくらい日本人は昔は虫歯が少なかった。食物繊維を多く含む未精製食品を昔から食べてきたアフリカ人も同じで、虫歯や歯周病、歯槽膿漏も少ないという。今は穀類も砂糖も白く精製するので食物繊維が少なく、噛まなくてものどを通る状態でなかなか噛む習慣が身に付きにくいのである。

噛まなくてもすむ食品は離乳食か流動食のようなもので、とても成人の食事とは思えない。ヒトは噛むことによって進化を遂げたことを考えると、噛まなくてすむ食品の氾濫は退化の前兆ともいえるのではないか。糠に含まれる食物繊維を活用するためにも米はなるべく糠の多い分づき米か玄米にしたいものである。

主食をご飯にしたら次は味噌汁と漬物を食卓に乗せて欲しい。朝の忙しい時には難しいという人もいるかもしれない。そうだろうか。ご飯は電気釜で朝起きた時には出来ている。味噌汁のダシは前の晩に昆布を水につけておけば、朝にはキチンとダシが取れている。それを火にかけさらにダシを取りたいときは煮干か鰹節を加え、具を入れる。最後に味噌を入れておいしい味噌汁の出来上がりである。漬物は糠床《ぬかどこ》から取り出して皿に盛るだけである。

漬物は市販の「袋」の味ではなく是非各家庭の手作りであって欲しい。市販の漬物は化学調味料、香料、酸味料、着色料などの添加物たっぷりの調味液に野菜を浸けただけという「浸け物」が多く、乳酸発酵してないのでこれでは意味がない。必ず乳酸発酵する本物の漬物を各家庭で作って欲しい。これが日本の伝統的な食文化である。

これに魚の干物、納豆などを加えたらそれでもう充分である。米の精白度が少ないほどおかずの量は少なくても満足できる食事内容となるので、おかずの量はあまり画一的に考える必要はない。今までのおかずたっぷりの食生活になれた人にとっては物足りないと感ずるかもしれないが、そうではない。今までがあまりにも食べ過ぎだったのだ。
アメリカで長く健康相談を引き受け、『タイム』誌の「もっとも影響力を持つ二五人の米国人」の一人に選ばれているアリゾナ大学教授、アンドルー・ワイル医学博士は言う。
「つい最近まで、日本人は世界で一番健康と長寿に恵まれた人たちだった。ところがいま、その栄誉が失われはじめている。主な原因は食習慣の変化である。朝食で言えば、ごはんに味噌汁、魚の干物、漬物、緑茶といった伝統的な食事をとる人が激減し、バターつきのトーストにベーコン、卵、コーヒーなどを好む人が急増している。いたるところにあるレストランでアメリカ式のファーストフードをたべる人もふえている。(中略)問題は、日本でポピュラーになってしまった西洋型の食事が、じつはもっとも健康によくないもののひとつだったというところにある。ファーストフードがその最悪の見本だといえるが、飽和脂肪のかたまりである肉やバター、チーズをはじめとして、白パンや砂糖などの精製炭水化物、それに高度に加工された食品が多すぎるのである。食習慣の変化によって、日本では、若い人たちのあいだに肥満がふえ、心臓病の罹患率も上昇しはじめている。食生活のアメリカ化に起因するがん、とくに乳がんと前立腺がんの罹患率も急上昇している。人間が必要とする栄養にたいする正しい知識の欠如が原因で日本人の健康度が低下していくのは、とても悲しいことだ。」(『ワイル博士の医食同源』の序文より、角川書店)
日本人の食生活は今世界中から注目されている。それは今の日本人の食生活が理想的で望ましい内容だからではない。あんなおかしな食生活をしている日本人はまさに壮大な人体実験をしているると思われているのである。いつ倒れるのかが注目されているのである。戦前までの伝統的な食生活の良さに一日も早く気がつくべきである。

今日本では「食」をめぐる様々な困難な問題が山積している。食品公害、環境ホルモン、遺伝子組み替え問題、洗剤反対運動、学校給食の民間委託の問題、最近ではＢＳＥ（狂牛病）問題、食品表示の問題等など。多くの心ある人が問題解決のた全国的な市民運動に取り組み熱心に活動されている。いずれも食生活を良くしたいという善意の運動である。しかしここで考えなくてはならないのは我々の食生活がどのような内容であれば望ましいのかという最も大事な視点が見事に欠落したままの運動になっている点だ。例えばハム、ソーセージの添加物反対運動が熱心に行なわれた時期があった。しかしそれは日本人の食生活にはそれらの食品が必要だという前提に立っての運動である。しかし本来は食べなくても何の支障もない。むしろ食べることの害のほうが大きいのである。

その一番大事な点を考慮しないまま、無添加ならばいいのだという発想でいくら運動しても食生活が良くなるはずはない。むしろ悪化させるだけである。日本人が昔からとってきた蛋白源は大豆や魚介類であった。決してハム、ソーセージではなかったはずだ。あまりにも欧米流の栄養学を盲信してそこから一歩も抜け出せないままの運動になってしまっているのだ。

また低温殺菌牛乳をすすめる運動も熱心に行なわれてきた。これも同じく牛乳は日本人の健康に必要だという前提にたっての運動であった。この大事な前提が実はおかしいのに、そこを考えないで低温殺菌した牛乳ならばいいのだというおかしな栄養知識をもとに運動している。

合成洗剤反対運動もまた熱心に行なわれた運動である。戦後動物性脂肪の摂取が熱心に奨励されたこともあり、以前は必要のなかった合成洗剤が急に必要となるような食生活になった。日本人が昔から摂取してきた油は主に米糠油と魚油であり合成洗剤は必要ではなかった。動物性の油脂たっぷりの食生活を改善しようとせずいくら反対運動をしてもそれほど意味がない。昔のように洗剤を使わないでもすむような日本型の食生活をまず普及させることが先ではないだろうか。

遺伝子組換え食品の問題も危惧されている。アメリカでは飼料用穀物には遺伝子組換えトウモロコシ（スターリンク）が許可され、それが食用農産物に混入するのではないかと反対運動がおきている。日本は今アメリカから牛、豚、ニワトリなどの家畜飼料として膨大な量のトウモロコシを輸入している。年間の米消費量が一千万トンであるのに対し、トウモロコシの輸入はそれを上回る一千六百万トンである。その多くが家畜飼料に回される。日本人はいまや米食民族ではなくトウモロコシ食民族になってしまったともいえる。

それだけにもし将来スターリンクが日本人の遺伝子に何らかの悪影響を及ぼすとしたら極めて深刻な事態になる。それだけに熱心に反対運動が起きるのも理解できる。しかしその前に考えなければならないのは、そんな膨大な量のトウモロコシを輸入してまで日本人が畜産物を常食する必要があるのかということである。せいぜい食べたとしても国内で生産できる飼料の範囲内で生産できる畜産物で充分なのではないだろうか。肉食信仰を考え直す運動のほうが大事ではないだろうか。

学校給食の民間委託の問題も全国的に反対運動が繰り広げられている。学校給食は自校方式にしてこそ児童たちに良い給食が提供できるので、それを民間に委託しては給食の質が悪化するというのである。しかしここでも大事な点が見落とされている。

今まで自校方式であった時、児童にとって望ましい給食内容であったろうか。パンとミルクに肉類、油料理、乳製品という国籍不明の給食に対して何の疑問も感じなかったのだろうか。民間委託か自校方式かを議論する前にどのような食生活が望ましいのかを最初に考えるべきではないか。この問題を考えないでいくら民間委託反対といってもそれほど意味があるとは思えない。

民間委託でもご飯と味噌汁を中心にした日本人にとってごく当たり前の給食を提供している業者もある。大事なことは、どちらの方式にせよしっかりした食事指針を持って給食を作るよう監督しているかどうかである。給食の内容そのものが大事なのである。

まさにこれらの諸々の運動は最も大事な問題を欠落させたまま無駄な時間とエネルギーを費やしているとしか思えないのである。今の欧米型の食生活を見直して日本の伝統的な食生活に変えていけばこれらの運動の問題点の多くが解決できるのである。そこを考えないままいくら運動しても実のあるものにはならないどころか、日本人の食生活をますます混乱させるだけである。日本人の食生活はどのような食形態が望ましいのか、それをまず最初に考えるべきではないだろうか。

戦後の急激な食生活の変化は、当時の栄養関係者の欧米型栄養学の無批判な導入とアメリカ小麦戦略の影響が大きかったが、さらに加えて当時勃興期にあった大手食品業界も大きな役割を果たしてきた。

昭和三〇年代中頃に始まる高度経済成長期は各種産業界が多くの労働力を必要とし、主婦を家庭に閉じ込めておくことは出来なかった。農村部でも貨幣経済の枠に組み込まれ、農作業より近くの工場で働くほうが金になるとなれば、次第に手作り食品より手間ひまかからぬ加工食品に頼る傾向となる。おまけにあれもこれも何でも満遍なく食べることを教える栄養教育のおかげで、購入する食品の種類も量も増えていった。食品産業はまさに上り坂だった。また栄養学校で教えられる栄養学は食品業界にとってはこの上なく好ましい教育内容だったのである。

日本最大の栄養学校であり多くの栄養士を輩出してきた香川栄養学園は、その発足当時、香川綾先生の大変なご苦労があったという。そしてその創立時、物心両面で大きな支援をしたのが三一の食品会社、個人二四人からなる後援会組織であった。後援会長は豊年製油社長、副会長に味の素社長、理事に日清製粉社長など食品関連の有力者が並んでいた。後援会メンバーの暖かい支援にはこの上なく感謝の念が生まれたことであろう。何とか恩に報いたいという気持が生まれても不思議はない。後援した食品会社の思惑もそこにあったであろう。さらにその食品業界の裏にはアメリカの存在があった。勃興期の食品業界は栄養学校を巻き込み、アメリカの支援を受けることで大きく成長していったのである。

その食品業界は今大きく発展し、日本の食生活を根底から支え、食品業界にたずさわる人数は極めて多く、日本経済を支える大きな柱になっている。何でも満遍なく食べることを教える栄養教育、そしてそれを支える大規模な食品業界、さらにそこからの膨大な宣伝費で成り立つマスコミ、そして食糧の六割以上を輸入に頼る日本人の食卓、これらの状況の中で、今我々が取るべき行動は食生活に対する確かな視点を持つことである。

一体日本人は昔から何を食べてきたのかを見れば、その答えはおのずとそこにあるのだ。飽食の今こそ戦前までの伝統的な日本食の良さを再認識したいものである。

あとがき

戦後、食生活は「豊か」になったといわれているが、その内実は極めて深刻な事態になっている。おかしな栄養知識を背景にしているため真の食生活の改善が出来ず、このままいくと近い将来日本人の健康問題は非常に危惧される。世界で一番先に日本民族が崩壊する、と真顔で警告する人もいる。あながち誇大とも思えないほどである。

戦後熱心に教育されてきた欧米型栄養学はあくまでも欧米人のための栄養学であって、日本人の体質に合った栄養学ではない。そのことを充分認識した上で、日本人の体質に合った栄養学、食生活とはどんな内容であれば望ましいのかを真剣に考えるべき時であろう。

欧米型栄養学を手本にして栄養改善運動を推し進めてきた関係者にとっては、今までの業績、活動を根底から否定されるようなことは容易には認めがたいであろう。その気持は充分理解できるが、しかし今、日本民族の将来が正に危機的な状況にあるとき、それは些細な問題ではないだろうか。

今こそしっかりした反省の上に立って、これからは日本人の体質に合った日本型栄養学とでも言うべき新しい栄養学を構築し啓蒙していくことが必要だ。手遅れにならぬよう早急な対応が求められる。もう充分な時間がないような気がしてならないのだ。

ところで「アメリカ小麦戦略」については参考になる資料が乏しいと述べてきた。しかし是非とも見ていただきたい貴重な映像が一本ある。もう二五年も前の一九七八年、NHKテレビで『食卓のかげの星条旗――米と小麦の戦後史』というドキュメンタリー映像が放映された。戦後の食生活欧米化の発端となった「アメリカ小麦戦略」についてその詳細を見事に描いた作品で、テレビ史上に残る傑作である。

数年前このフィルムの存在を知り、NHKのフィルムライブラリーで見ることは出来ないものかと、この製作に深くかかわったNHKの高嶋光雪氏に問い合せたところ、残念ながらそのフィルムは今どこにあるか不明ということだった。

見つかり次第連絡しますという返事を頂いたが、数ヶ月たっても返事がなく再度問い合わせると、まだ見つかっていないという。あきらめかけていた時、高嶋氏から電話があって地方の支局で発見されたので取り寄せておきます、ということでやっと見ることが出来た。その内容は衝撃的だった。

画面には、アメリカでPL四八〇法案が議会で成立する場面も映し出される。この法案こそ正に戦後の日本人の食生活を根底から変革する大きな原動力になった極めて重要な法案であった。その法案によって捻出された市場開拓費が「アメリカ小麦戦略」遂行のための軍資金として極めて効果的に使われたのだが、画面はキッチンカー（栄養指導車）の運行、学校給食への介入、製粉業界の育成、米叩き活動、パン職人養成講座、パン、洋菓子の普及活動などについて、この戦略に深くかかわった日米の関係者の証言を交えて詳しく紹介される。

そしてこのアメリカ側からの資金提供について、当時の関係者の一人は、NHK記者の質問に対し明らかに困惑の表情を見せ、懸命にその場を繕おうとする。出来れば話したくないという雰囲気が映像を通じて鮮明に伝わってくる。正に戦後の栄養改善運動の裏にアメリカの大きな存在があったことを如実に物語っている。

この映像を見る限り、戦後日本人の食生活が短期間で急速に欧米化した真の理由については、栄養関係者からは決して語られることはないだろうし、広く国民に知らされることはないだろうということがよく分かる。それは栄養関係者が戦後一生懸命推進した栄養教育や栄養改善運動を根底から否定することにもなるからである。

戦後、我々が受けてきた栄養教育は、日本人の体質や風土・産物・伝統的食文化に立脚するのではなく、アメリカの経済的利益と当時の栄養関係者の欧米型栄養学礼賛ムードによって導かれたものだということが、この貴重な映像を通してよく理解できるのである。そして現在の栄養教育はこのままでいいのだろうかと暗然たる思いになるのだ。

同時に何故このような大事な事柄が広く知られてないのか残念に思い、高嶋氏に是非とも再放送をとお願いした。

それから数ヶ月たって高嶋氏から「近く再放送されます」という連絡を受けた。再放送は二回あったがいずれも夜遅い時間帯でせっかくの番組を見逃した人も多い。私は何とかこの話を多くの人に伝えたいという気持から、講演会の時はその短縮版（本編は約一時間）を見てもらうようにしている。見終わってから「小麦戦略」がいかに戦後の日本人の食生活を大きく変化させたか、そしてその変化は良かったのかどうかについて話をする。映像の裏づけがあるため説得力があり皆大きく納得し、果たして日本人の食生活は今のままでいいのか、について真剣に考えてくれるのである。

しかしこの話は、食品業界、マスコミ、栄養関係者、さらには今まで苦労して手に入れた大きな日本市場を手放したくないアメリカにとっては好ましくない内容でもある。それだけに話を伝えたいと思ってもマスコミや大きな組織に頼ることは難しく、草の根的に地道に広めていくしかないのである。そんなことから今まで理解を示してくれた種々の市民団体、消費者団体などで細々とビデオ上映と講演会を続けてきた。

本書を読んでこの話に関心をもたれた個人、団体があれば、講演には極力応じていますのでご連絡頂ければと思っています。

なお、ミリオンセラーとなった『粗食のすすめ』の著者で管理栄養士の幕内秀夫氏から、「アメリカ小麦戦略の話は戦後の食生活、栄養学を考える上で極めて重要な内容であるから広く訴えるべきだ」と出版をすすめられ書き上げたのが本書である。出版に際し、推薦文を寄せていただいた幕内氏にはこの上ない感謝の意を表したい。

鈴木猛夫

二〇〇三年一月

参考文献（著者五〇音順）

相磯富士雄『健康と食物の考え方』医歯薬出版、昭和五一年
浅井　隆『食料パニック』第二海援隊、平成八年
朝日　創『胚芽精米』企画ジャーナル、昭和五六年
朝日新聞経済部編『食糧　何が起きているか』朝日新聞社、昭和五八年
安達　巌『日本型食生活の歴史』農文協、昭和五七年
板倉聖宣『模倣の時代』仮説社、昭和六三年
大磯敏雄『臨床栄養』医歯薬出版、昭和三二年
大磯敏雄『人口・食糧そして栄養はどうなる』第一出版、昭和五二年
大磯敏雄『混迷の中の飽食』医歯薬出版、昭和五五年
大島　清『食料と農業を考える』岩波書店、昭和五六年
大嶋茂男『日本の農産物は高いか』ダイヤモンド社、平成二年
大高修一『食糧自給とは何か』芽ばえ社、昭和五九年
大塚　滋『主食が変わる』日本経済評論社、昭和六四年
大貫恵美子『コメの人類学』岩波書店、平成七年
香川　綾『栄養学と私の半生記』女子栄養大学出版部、昭和三七年
学校給食十五周年記念会編『学校給食十五年史』昭和三七年
河相一成『恐るべき「輸入米」戦略』合同出版、平成一二年
川島利雄『日本の食糧と農業そして協同』生活ジャーナル社、平成五年

神崎宣武『日本人は何を食べてきたか』大月書店、昭和六二年
厚生省栄養課監修『栄養改善とその活動』第一出版、昭和三一年
国民栄養対策協議会『栄養指導のテクニック』第一出版、昭和三九年
ピーター・コックス『僕が肉を食べないわけ』築地書館、平成元年
近藤とし子『栄養三色スクール』光生館、昭和三九年
佐々木敏夫『先進国の食糧戦略』家の光協会、昭和五八年
澤村　眞『榮養学』成美堂書店、昭和四年
島薗順次郎『脚気』克誠堂、昭和二年
島薗順雄『栄養学の歴史』朝倉書店、平成元年
新谷弘実『胃腸は語る』弘文堂、平成一〇年
ジェームス・R・シンプソン『これでいいのか日本の食料』家の光協会、平成一四年
高嶋光雪『アメリカ小麦戦略』家の光協会、昭和五四年
高橋武雄『食生活改善の実際』朝倉書店、昭和二九年
田中祐吉『明治・大正日本医学史』東京医事新誌局、昭和二年
筑波常治『米食・肉食の文明』日本放送協会、昭和四四年
中山誠記『食生活はどうなるか』岩波書店、昭和三五年
荷見　安『米と人生』わせだ書房、昭和三六年
農文協文化部『日本民族の自立と食生活』昭和五二年
農林中金総合研究所編『食料を持たない日本経済』東洋経済新報社、平成五年
橋本光平編著『戦略援助』ＰＨＰ研究所、平成七年
林　髞『頭脳——才能をひきだす処方箋』光文社、昭和三三年
樋口清之『こめと日本人』家の光協会、昭和五三年

平沢正夫『家畜に何が起きているか』平凡社、昭和五五年
幕内秀夫『体によい食事、ダメな食事』風濤社、平成二年
幕内秀夫『粗食のすすめ』東洋経済新報社、平成七年
幕内秀夫『粗食のすすめ』東洋経済新報社、平成七年
幕内秀夫『じょうぶな子どもをつくる基本食』主婦の友社、平成一二年
幕内秀夫『粗食は生きること』講談社、平成一三年
幕内秀夫『四〇歳からの元気食「何を食べないか」』講談社、平成一四年
松尾孝嶺『お米とともに』玉川大学出版部、昭和五一年
南　喜一『九千万人の食生活』永田書房、昭和四六年
宮崎　昭『食卓を変えた肉食』日本経済評論社、昭和六二年
宮沢喜一『東京―ワシントンの密談』中央公論社、平成一一年
宮原敏夫『健康と安全が危ない恐るべき輸入食品』合同出版、昭和六一年
持田恵三『米』筑摩書房、平成二年
杜　宏史『米と日本文化』評言社、昭和四七年
山田達夫『日本の食糧・日本の農業』労働旬報社、平成二年
山本喜晴『食糧とエネルギーと軍事』教育社、昭和六一年

日本の食生活史年表（一八六八〜二〇〇二）

縄文時代　狩猟、採取時代後期・大陸より稲作技術渡来。

弥生時代　農耕時代。

古墳時代　静岡県・登呂で水田の灌漑用水が整い、高倉に米を貯蔵。仏教伝来（五三八年）で肉食忌避の傾向。

奈良時代　文献に脚気の記述見られる。一部の貴族階級では白米常食となる。天武天皇の六七五年、牛、馬、犬、猿、鶏の食用禁止令。

平安時代　貴族のあいだに脚気流行。

鎌倉時代　各地で飢饉、冷害、旱魃、飢餓、疫病発生。水田二毛作が西日本に普及。

江戸時代　中期、備中くわ、千歯こき、千石とおし等の農具普及。幕府、「生類憐みの令」を出す。元禄頃、江戸、大阪で庶民の間にも白米常食による脚気流行。

明治元年（一八六八）

明治新政府、米価統制令を発す。東京に初めて牛鍋屋開業さる。

明治2年（一八六九）

奥羽地方で冷害、飢饉。兵隊の月給・兵食規則を制定（兵食は一日一人につき主食白米六合、副食六銭二厘五毛）。この頃、東京八王子近郊農村の食生活、米一割八分、麦六割、芋、甘藷二割二分。

明治4年（一八七一）

一般農民に米の販売を許可。戯作家・仮名垣魯文作『安愚楽鍋』を刊行、牛鍋屋を舞台に牛肉礼賛。

明治5年（一八七二）

明治天皇、肉食奨励のため初めて牛肉を食べる。仮名垣魯文『西洋料理通』を著し、洋食を紹介。敬学堂主人『西洋料理指南』を著し、洋食の効用をとく。文部省、肉食と牛乳飲用普及のため近藤芳樹に『牛乳考』『屠殺考』を執筆させ食事の迷信打破に努める。僧侶の肉食、妻帯、蓄髪（髪を伸ばすこと）が自由になる。

明治6年（一八七三）

尼僧の蓄髪、肉食、婚姻、還俗自由になる。東京市中で牛乳搾乳のための牧畜を許可。この頃の牛の屠殺数、東京で一日一四・五頭、横浜、横須賀では一日九〇頭。

明治7年（一八七四）
この頃、肉食の効能が新聞、雑誌に盛んに説かれる。

明治10年（一八七七）
西南戦争で脚気患者多数発生。東京のパン店約十軒、大阪にパン屋誕生。

明治11年（一八七八）
内務省、東京神田神保町に脚気病院開設（白米常食が定着した都市部、軍隊内で脚気病増加、死亡率一〇%を超える）。富山で漁村婦人による米騒動起こる。シドニーへの航海の軍艦、脚気死亡者四六人を出す。

明治13年（一八八〇）
官営製粉工場の払い下げにより、日本製粉会社創立。

明治15年（一八八二）
軍艦・竜驤《りゅうじょう》、南洋航海で多数の脚気患者発生。赤堀割烹教場開校。

明治16年（一八八三）
海軍が脚気患者の急増で麦飯を採用。東京のパン屋一六軒。

明治17年（一八八四）
海軍軍医・高木兼寛、軍艦・筑波に改良兵食を積込み脚気対策の実験航海で脚気患者激減。

明治18年（一八八五）
海軍、脚気対策としてパン、麦飯兵食採用。

明治19年（一八八六）
陸軍軍医森林太郎（鷗外）「日本兵食論大意」を出版、麦飯、パン食より米食を推奨。田原良純ら、各種の食物栄養価調査行い、翌年、我国初の食品成分表として発表。

明治21年（一八八八）
森林太郎、ドイツ医学留学から帰国、脚気対策に腐心。乳幼児の人工栄養が次第に普及、新聞などに牛乳と母乳の比較記事多くなる。牛の屠殺数一〇万を超える（日本帝国統計全書）。

明治22年（一八八九）
富山県魚津で米騒動、窮民二〇〇〇人参加。山形県鶴岡市の私立忠愛小学校で日本初の学校給食（貧困児童の就学奨励のため）。

明治23年（一八九〇）
富山県に米騒動起こり、鳥取・福島など各地に波及。前年の凶作で米価前年の二倍に高騰、東京、大阪、京都で窮民増え、東京では餓死者発生。

明治24年（一八九一）
三浦守治、脚気の魚類中毒説発表。精米機械、米搗用水車が流行し、米搗雇人の需要は例年の五分の一に減少。

明治25年（一八九二）
東大教授隅川宗雄、肉食論を批判し自ら低蛋白、低脂肪をとり、蛋白質四〇g以下で充分と説く

明治26年（一八九三）
東京米穀取引所営業開始。

明治27年（一八九四）
日清戦争で脚気病患者多数発生。脚気病死者四〇六四人。西洋料理店の客足途絶え廃業続出。

明治28年（一八九五）
高木兼寛、衛生演説会で麦食と肉食による食物改良論を婦女子に説く。

明治29年（一八九六）
オランダ軍医・エイクマン（Eijkman）、脚気の動物実験より糠の有効性発表。秋に赤痢流行し、死者約二万人。

明治30年（一八九七）
前年の凶作で米価高騰し、長野、福島、山形、新潟、富山で米騒動。

明治31年（一八九八）
東京市民の肉の消費量、一日一人当り約八・五g、牛乳の消費量（同）約八ml。

明治32年（一八九九）
米の消費増大、精米器が発達し、精白に使う石粉が有害なため、無砂白米を売り出す。乳牛の飼育頭数二万頭にのぼる。

明治33年（一九〇〇）
高峰譲吉、副腎ホルモン「アドレナリン」発見。全国の屠牛場三九六ヶ所、屠牛数二三万三三八五頭。

明治34年（一九〇一）
ベルツ、車夫の食物と労働耐久力について発表。米価暴騰、全国の米穀取引所で取引停止。

明治35年（一九〇二）
東北地方大凶作で平年作の五〇％前後の収量。翌春にかけ飢饉おこる。

明治37年（一九〇四）
日露戦争で脚気患者二五万人、脚気病死者二万七千八百人。佐伯矩、大根から「ジャスターゼ」発見。

明治38年（一九〇五）
医科大学三宅秀、消化の面から従来の日本食のよさを主張し、肉食論を批判。東北地方大凶作、とくに宮城、岩手、福島では平年作の一～三割台の収量。明治一七年まで禁止されていた混砂米、地方衛生会が無害を主張説明し内務省これを解禁。

明治39年（一九〇六）
都築甚之助、脚気菌発見と発表。学界で脚気の原因について議論沸く。大麦作付け面積、明治初年以来の最高（約六七万町歩）を記録し、以後減少。

明治41年（一九〇八）
「味の素」発売される（当初の生産量、月産約七〇〇～一〇〇〇kg）。

明治42年（一九〇九）
陸軍、森林太郎を会長として脚気病予防調査会を設立。

明治43年（一九一〇）
村井玄斎夫人、脚気に炒り糠入り味噌の常食が効用ありと説く。

明治44年（一九一一）
前年の凶作で米価高騰し外米緊急輸入。

大正元年（明治45年）（一九一二）
東大教授本多静六、パン食を勧め、米価騰貴を調整する最有力な方法と説く。米価高騰につき下層民の生活困窮化。牛乳の消費量、ようやく五万トンを超える。豚の飼養頭数初めて三〇万頭を超える。稲の作付面積三〇〇万町歩（三〇〇万ヘクタール）を超える。

大正2年（一九一三）
日粉、日清、東亜の三製粉会社、国内需要停滞、輸出減退により小麦粉の生産を制限。遠山椿吉、脚気予防に半つき米（五分づき米）を推奨。

大正3年（一九一四）
玄米食が奨励される。雑誌『生活』が栄養価、調理法、脚気との関連を説く。佐伯矩、私費で私立栄養研究所を設立（佐伯は七分づき米を提唱）。

大正4年（一九一五）
丸十パンの創始者田辺玄平、国産ドライイーストによるパンの製造に成功。農学士井上正賀『脚気病食物療法』を著し脚気細菌説を批判。

大正7年（一九一八）
空前の米騒動始まる。富山県魚津町の漁師の妻女数十人、県外持出米の船積みを拒否し米価高騰の防止を要求。米騒動の烽火は一道三府三二県に波及。シベリア出兵宣言。米騒動以降、パン食が嗜好品から米飯の代用品として注目される。原内閣、高い米の代替としてパンの代用食運動を推進。東京府、節米と雑穀食奨励のためかやく(飯にのせる具)飯を奨励。

大正8年（一九一九）
米価調整のため、大麦、小麦、小麦粉の輸入税減免に関する法令を公布。農商務省、米不足対策に麦飯パン、麺類奨励。各地で馬鈴薯（ジャガイモ）、トウモロコシ、麦などを米の代用食として奨励。東京の女学校で節米のため全校生徒に代用食。代用食を総合的に開発する目的の糧食研究会が発足。脚気予防に玄米パン、糠入りパンなど売り出される。

大正9年（一九二〇）
栄養研究所官制公布され、佐伯矩初代所長となる。

大正10年（一九二一）
佐伯矩、七分づき米の学術的、経済的有利説を発表。陸軍糧秣廠調査によると魚類に比べ食肉消費は極端に低いと公表。陸軍では週一回パン食を採用、兵士には「毛虫のように」嫌われたという。

大正11年（一九二二）
鈴木商店製油部、独立して豊年製油を設立。
大正12年（一九二三）
脚気死亡者二万六七九六名、このうち乳幼児一万一三七三名、人口一〇万人に対し、死亡率四六人。この年をピークに、次第に脚気の死亡者は減少。
大正13年（一九二四）
慶応大学医学部、食養研究所を創設。
大正14年（一九二五）
脚気病予防調査会解散す。陸軍糧秣廠に糧友会設立さる。
昭和元年（大正15年）（一九二六）
佐伯栄養学校第一期生卒業。栄養士の草分けとして官庁、病院、事務所などで活躍。玄米パンが流行する。
昭和2年（一九二七）
島薗順次郎、胚芽米の試食会を開く。
昭和3年（一九二八）
陸軍糧秣廠、胚芽米を採用。
昭和4年（一九二九）
糧友会主催で大規模な食糧展覧会開く。
昭和5年（一九三〇）
糧友会より岡崎桂一郎の『日本米食史』を刊行。
昭和6年（一九三一）
二木謙三、玄米普及食堂を開き、その講習会を行なう。
昭和7年（一九三二）
北海道、岩手県、米穀混砂搗粉禁止令出す。農林省、小麦増殖奨励規則を公布、五ヶ年間で三〇〇万石の増産を計画。島薗順次郎、脚気の人体実験を行ない、ビタミンB_1の効果を確認。
昭和8年（一九三三）
この年、胚芽米論争最も熾烈となる。香川綾、栄養知識の普及を目的とした家庭食養研究会を開設（のちの女子栄養大学）。
昭和9年（一九三四）
原徹一、和田富起、米糠油について研究はじむ。「味の素」の総消費量が一五八五トンを記録、国民一人当たりの消費量は二三・四g。
昭和10年（一九三五）
冷害による東北の食糧難が深刻化。陸軍の食事、一日当り米麦合せて五・五合、そのうち胚芽米六〇〇g、精麦一八六g。
昭和11年（一九三六）
下田吉人、大阪市衛生試験所長となる。
昭和12年（一九三七）
速木泱、大磯敏雄、創傷と栄養について発表。西式健康法の創始者西勝造「朝食有害論」を説く。
昭和13年（一九三八）
警視庁令により東京で混砂米禁止さる。佐伯矩、米の精白度検定法（フクシン染色法）を発表。（外国）

ビタミンの合成に成功。

昭和14年（一九三九）

米穀搗精制限令が発令、白米は禁止となり法定米は七分づき米となる。

昭和15年（一九四〇）

食糧報告連盟「国民食栄養基準」を発表。節米強化でパン食よりも大麦の粒炊きが主食となる。代用食展、東京で開催。

昭和16年（一九四一）

佐伯矩、栄養報国連合会長となる。米屋の自由営業を廃止。文部省、学校給食奨励規定を定め、貧困児童、身体虚弱児、栄養不良児の栄養補給の目的から学校給食を開始。日本軍、ハワイ真珠湾空襲開始、対米英宣戦布告。

昭和17年（一九四二）

大政翼賛会「国民玄米食に復帰せしめる件」発表。政府玄米食の普及運動実施。矢追秀武ら、山形県の玄米村の調査報告を出す。佐伯矩、大豆中にビタミンCを発生せしめる方法を発見し技術院賞受賞。

昭和18年（一九四三）

鈴木梅太郎、文化勲章受ける。米の搗き減りを防ぐため、配給米が五分づき米となる。節米に芋パンが登場。

昭和19年（一九四四）

9六大都市の国民学校の給食、パン食のみとなる。

昭和20年（一九四五）

5大日本栄養士会、創立総会を帝国ホテルで開く。**8**終戦。**9**ＧＨＱ公衆衛生対策に関する覚書を出す。**10**政府、ＧＨＱに食糧四三五万トン輸入を要請。この年未曾有の不作、食糧難、都内から買出し部隊、一日に一八万人。

昭和21年（一九四六）

2国民栄養調査始まる。**5**賀川豊彦、三木行治ら国民栄養協会設立。『食生活』誌創刊。食糧メーデー（憲法より食糧をと宮城前広場に二五万人参加）。**8**ＧＨＱララ物資について覚書を出す。**10**第一回栄養士会総会、宝塚劇場で開く。**10**アンラのフーバー来日、ＧＨＱに学校給食進言。**11**厚生省公衆保健局に栄養課新設（初代課長に有本邦太郎）。**12**「学校給食の普及奨励について」文部、厚生、農林三省次官通牒出る。

昭和22年（一九四七）

1都市部の三〇〇万小学校児童に学校給食開始。**5**第一回栄養・食糧学会開催。『栄養と食糧』創刊。**6**輸入食糧調理指導委員会できる。**9**労働省を設置、保健所法を全面公布。**11**パン食普及のため、七大都市の各家庭にベーキングパウダー二〇〇ｇを配給。**12**児童福祉法、食品衛生法、栄養士法制定。**12**米穀搗精制限廃止。

昭和23年（一九四八）
3七大都市の病院及び全国結核、精神、ライ病院に対し増配始まる。5京大医学部において第二回栄養・食糧学会開催。5公衆衛生院第一回栄養学科開講式。食糧配給公団発足。10この頃から食糧事情好転し始める。

昭和24年（一九四九）
2第一回栄養士国家試験実施。7厚生省、保健所における栄養指導について指示。8コーンミール講習会開かる。11「第一回皆さんの栄養週間」実施。

昭和25年（一九五〇）
5米以外の主食のパンなどを自由販売。6八大都市に学校給食の道開く。10栄養士養成施設としての大学、短大指定基準指示さる。12厚生省有本栄養課長、国立栄養研究所所長を兼務。「タンパク質を摂りましょう」運動。「ビタミンを摂りましょう」運動。池田隼人大蔵大臣「貧乏人は麦飯を」発言、問題化。

昭和26年（一九五一）
2八大都市以外の市制地域の学校給食開始。10国立病院業務基準定まり、給食は栄養士主任制を規定す。

昭和27年（一九五二）
4日本栄養士会、栄養改善法制定促進大会開く。4学校給食を全国小学校に拡大実施。5資源調査会、内閣に対し「食品強化について」勧告す。6ララ救援活動終わり感謝祭開かれる。6麦類の統制を撤廃。6麦類の統制廃止。7栄養改善法制定される。

昭和28年（一九五三）
11大磯敏雄、栄養課長となる。12食糧庁、強化化米の製造及び配給要領を定む。この年米大凶作、八二四万トン、前年比八三％。

昭和29年（一九五四）
1強化米の希望配給を開始。3農林省、余剰農産物購入協定を調印、アメリカから小麦五〇万トン、大麦一〇万トンの買い付けを開始（MSA協定に基づく総額五〇〇〇万ドルのアメリカ余剰農産物の購入）。6学校給食法制定さる。10第一回栄養改善学会開かる。10佐伯矩、保健文化賞を受賞。

昭和30年（一九五五）
8栄養士法制定一〇周年記念、優良栄養士表彰式。8第一次日米余剰農産物協定を調印。10国際米穀会議東京で開かる。11米の希望配給制度実施。粉食運動に全栄養士参加。電気釜発売される。森永砒素ミルク事件起こる。

昭和31年（一九五六）
2第二次日米余剰農産物協定に調印、アメリカから小麦四五万トンなどを購入。3学校給食法を改正、給食を中学校に拡大。6夜間高校などに学校給食の道開かる。10米の配給量一人一日三六〇ｇとなる。10キッチンカー活動開始。コーラ発売される。三種の神器（テレビ、冷蔵庫、洗濯機）の家電ブーム起こる。

昭和32年（一九五七）

6人事院規則で栄養士の等級基準、初任給基準決定。6栄養改善法による強化パンの厚生省許可一〇〇件を突破。9初のパン祭りが東京で開かれる。

昭和33年（一九五八）

3栄養審議会、栄養士の資質向上を答申。7酪農審議会、牛乳過剰対策として、学校給食生乳三〇万石（一〇億円）供給などを建議。8閣議、学校給食用乳製品供給事業実施要綱を決定。8閣議、乳業者に生産者乳価引き下げ停止を勧奨、消費者乳価引き下げ、集団消費の普及と拡大を図るなど、乳価対策を決定。10厚生省、国民栄養調査で四人に一人は栄養欠陥と発表」。秋にインスタントラーメン登場、食品メーカー、チキンラーメン（一個三五円、生産量一三〇〇万食）を発売。厚生省「六つの基礎食品」の普及活動開始。

昭和34年（一九五九）

8栄養審議会、日本人の食糧について厚生大臣に答申、強化食品の必要を強調。

昭和35年（一九六〇）

5農林漁業基本法問題調査会、自立農家の育成、低生産性農家の離農促進などの農業の基本問題と基本対策を答申。8経済閣僚懇談会、大豆の輸入自由化方針を決定。8この頃、東京でパン工場の大型化進む。10カナダ政府小麦局、東京事務所を開設、アメリカ・カナダの小麦売り込み激化。本年産米一二八六万トン、史上最高を記録、水稲一〇アール当り収量四〇一kgと初めて四〇〇kgを突破。本年度の食料農産物の総合自給率九〇％、以降逐年低下。

昭和36年（一九六一）

6農業基本法を公布、農業生産の選択的拡大、生産性向上、構造改革、流通合理化などをすすめる。7大豆の輸入自由化。

昭和37年（一九六二）

1中性洗剤の有害性を東京医科歯科大学の柳沢教授らが警告。5学校給食用小麦粉にビタミンA添加とB_1増量を決定。

昭和38年（一九六三）

1政府、砂糖の輸入自由化方針を決定。4パン用機械の外貨割当制を廃止。8この頃、食肉加工メーカーの合併進む。ＦＡＯ、第一回世界食糧会議を開催。

昭和39年（一九六四）

1政府、学校給食用牛乳の国庫補助を一人一食分一合（一八七・五g）当り四円五〇銭引き上げることを決定。4日本、ＯＥＣＤ（経済協力開発機構）に加入、経済的貿易外取引・資本取引を自由にする義務を負う。7閣議、生産者米価一五〇kg当り一万五〇〇一円と決定。10東京オリンピック開催。ビタミン剤ブーム起こる。

昭和40年（一九六五）
6新潟、阿賀野川流域で水俣病に似た有機水銀中毒患者が発生と新潟大学教授植木幸明ら発表。**7**農林省、台湾米一二万五〇〇〇トンの輸入を決定。冷害のため、本年産コメ二二四〇万九〇〇〇トン（前年比八九八・六％）と二年続きの減産。

昭和42年（一九六七）
日本調理師会設立。

昭和43年（一九六八）
九州中心にＰＣＢによる中毒（カネミ油症）事件発生。

昭和46年（一九七一）
学校給食に米飯が認められる。

昭和47年（一九七二）
グレープフルーツ・七品目の輸入自由化。

ハム、ベーコン等の輸入自由化。農林省、食品流通局設置。

昭和48年（一九七三）
アメリカの大豆輸出規制実施により豆腐、醤油、味噌など大豆加工食品値上がり。食品工業の出荷額一〇兆円を突破。

昭和49年（一九七四）
国連世界食糧会議、ローマで開催。

昭和50年（一九七五）
国民食糧会議、食糧自給能力向上の必要性などを報告。即席米飯食品登場。小説『複合汚染』（有吉佐和子著）話題となる。

昭和51年（一九七六）
学校給食制度に米飯が正式に導入される。ＬＬ（ロングライフ）牛乳発売。

昭和52年（一九七七）
二〇〇カイリ宣言で魚価急上昇。胚芽米法定米となる。

昭和53年（一九七八）
農林省を農林水産省と改称。

昭和54年（一九七九）
外食産業急成長。

昭和55年（一九八〇）
農政審議会、「80年代の農政の基本方針」で日本型食生活を提唱。スポーツドリンク盛況。

昭和56年（一九八一）
厚生省「過食時代の栄養失調の子ども増加傾向」と警告。思春期以降のアトピーが急増。

昭和57年（一九八二）
「免疫性壊す奇病、アメリカで広がる」と初めてエイズの報道。

昭和60年（一九八五）
厚生省、文部省、農水省共同作成の食生活指針で「一日三〇品目」を提唱。

平成5年（一九九三）
冷害で米不作、タイ米、カリフォルニア米輸入。

平成9年（一九九七）
厚生省、糖尿病実態調査で患者数は予備軍を含めて一三七〇万人と発表。減反政策強まる。
平成10年（一九九八）
米輸入の関税化実施。病原性大腸菌O—一五七による食中毒発生。
平成11年（一九九八）
クローン牛日本でも誕生。シックハウス症候群などによる化学物質過敏症社会問題化。ダニ、トルエンなどで子供の喘息増加。
平成12年（二〇〇〇）
遺伝子組換えトウモロコシ（スターリンク）、食品混入が発覚。雪印乳業の低脂肪乳で食中毒。
平成13年（二〇〇一）
ＢＳＥ（狂牛病）発症の牛、発見される。
平成14年（二〇〇二）
雪印食品による牛肉偽装事件起こる。ＢＳＥにからむ日本ハムの牛肉詰め替え事件発覚。食品の不正表示、相次ぎ発覚し社会問題化。

西東秋男『日本食生活史年表』楽游書房、昭和五八年、荻原弘道『日本栄養学史』国民栄養協会、昭和三五年、小菅桂子『近代日本食文化年表』雄山閣出版、平成九年、渡辺実『日本食生活史』吉川弘文館、昭和三九年を参考にして本年表を作成した。

著者紹介

鈴木猛夫（すずき・たけお）

1943年東京生まれ。食生活史研究家。和光商会代表。栄養関係の雑誌記者を経て，食生活に関する講演・執筆活動を始める。2008年死去。

「アメリカ小麦戦略《こむぎせんりゃく》」と日本人《にほんじん》の食生活《しょくせいかつ》〈新版〉

2003年 2 月 25 日　初版第 1 刷発行
2022年 12 月 30 日　新版第 1 刷発行 ©

著　者　鈴　木　猛　夫
発行者　藤　原　良　雄
発行所　株式会社　藤　原　書　店

〒162-0041　東京都新宿区早稲田鶴巻町 523
電　話　03（5272）0301
F A X　03（5272）0450
振　替　00160 - 4 - 17013
info@fujiwara-shoten.co.jp

印刷・製本　精文堂印刷

落丁本・乱丁本はお取替えいたします
定価はカバーに表示してあります

Printed in Japan
ISBN978-4-86578-374-2

「人種差別撤廃」案はなぜ却下されたか？

「排日移民法」と闘った外交官

（一九二〇年代日本外交と駐米全権大使・埴原正直）

チャオ埴原三鈴・中馬清福

第一次世界大戦後のパリ講和会議での「人種差別撤廃」の論陣、そして埴原が心血を注いだ一九二四年米・排日移民法制定との闘いをつぶさに描き、世界的激変の渦中にあった戦間期日本外交の真価を問う。

〈附〉埴原書簡

四六上製　四二四頁　三六〇〇円

（二〇一一年一二月刊）

◇978-4-89434-834-9

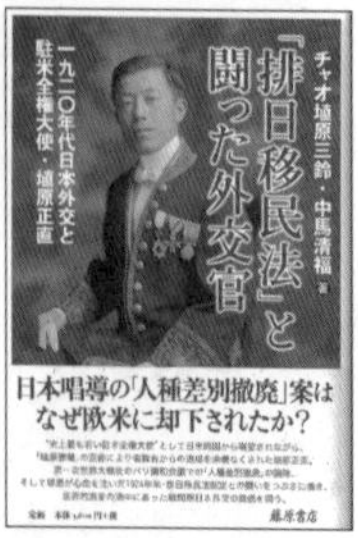

ビッグスリーが繰り広げる駆け引き

奇妙な同盟Ⅰ・Ⅱ

（ルーズベルト、スターリン、チャーチルは、いかにして第二次大戦に勝ち、冷戦を始めたか）

J・フェンビー　河内隆弥訳

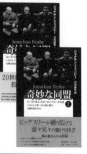

一九四一年八月の大西洋会談から四五年八月の日本降伏まで、数々の挿話・秘話を散りばめた、二十世紀で最も重要な指導者たちの四年間の物語。「スターリンは寡黙だったが、ルーズベルトは始終とりとめなく話し、チャーチルは際限なく喋った」。

口絵各八頁

四六上製　Ⅰ三六八頁　Ⅱ三八四頁　各二八〇〇円

（二〇一八年三月刊）

Ⅰ◇978-4-86578-161-8

Ⅱ◇978-4-86578-162-5

ALLIANCE　Jonathan FENBY

屈辱か解放か

ドキュメント占領の秋 1945

毎日新聞編集局　玉木研二

一九四五年八月三十日、連合国軍最高司令官マッカーサーは日本に降り立った――無条件降伏した日本に対する「占領」の始まり、「戦後」の幕開けである。新聞や日記などの多彩な記録から、混乱と改革、失敗と創造、屈辱と希望の一日一日の「時代の空気」たちのぼる迫真の再現ドキュメント。

写真多数

四六並製　二四八頁　二〇〇〇円

（二〇〇五年一二月刊）

◇978-4-89434-491-4

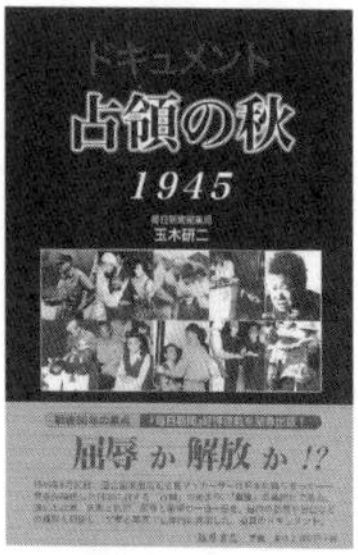

百枚の写真と手紙で知る、古都の光と闇

米軍医が見た占領下京都の六〇〇日

二至村菁　日野原重明＝推薦

占領軍政を耐える日本人群像を、GHQ未発表資料や証言とともに、二十五歳の米軍医の眼をとおして鮮やかに描くノンフィクション物語。

「戦争はどんな人間をもクレージーにしてしまうほど異常な事態です。太平洋戦争中の731部隊の行動はその後どのような影響をもたらしたのか、それが本書によって明白にされていきます。」（日野原重明）

カラー口絵一六頁

四六上製　四四〇頁　三六〇〇円

（二〇一五年九月刊）

◇978-4-86578-033-8

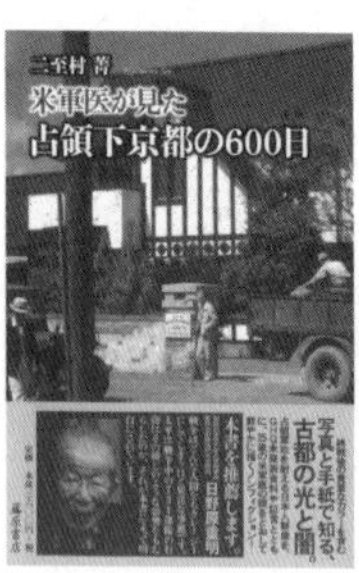